JMPによる
医療系のための多変量データ分析

内田　治・嵜山陽二郎　著

東京図書

◎JMPに関する問い合わせ窓口
SAS Institute Japan 株式会社 JMP ジャパン事業部
〒106-6111　東京都港区六本木6-10-1 六本木ヒルズ森タワー 11F
TEL：03-6434-3780
E-Mail：jmpjapan@jmp.com
URL：http://www.jmp.com/ja_jp/home.html

◎本書ではJMP18を使用しています。また、使用しているデータは、
東京図書のホームページ（http://www.tokyo-tosho.co.jp/）から
ダウンロードすることができます。

R〈日本複製権センター委託出版物〉
本書を無断で複写複製（コピー）することは、著作権法上の例外を除き、
禁じられています。本書をコピーされる場合は、事前に日本複製権センター
（電話：03-3401-2382）の許諾を受けてください。

はじめに

　データを統計解析する際に、たとえば、身長と体重とウエストというように、複数の測定項目を同時に扱う場面は少なくありません。複数の測定項目を解析するときには、項目ごとに解析して、その解析結果を統合するという進め方では、誤った結論を導いてしまう可能性があります。なぜならば、測定項目間の関係を考慮していないからです。そこで推奨されるのが多変量解析と呼ばれる統計的方法です。多変量解析は3つ以上の測定項目が存在するときに、それらの相互の関係を考慮しながら同時に解析できる便利な解析方法です。本書は多変量解析の基本と実践方法を学んでいただくための書籍です。

　本書は多変量解析の手法を用いてデータを解析する必要がある人や研究者を読者の対象としています。

　本書の特徴は、JMPを多変量解析のツールとして使っていることです。多変量解析の計算は、たとえ、少数のデータであっても、電卓による手計算やExcelでは手に負えません。そこで、JMPという統計専用のソフトウェアを使っています。このソフトは世界的に有名な統計解析システムのSASを開発・販売しているSAS社の商品で、グラフ機能に優れた統計解析専用のソフトです。データを視覚的に解析することに重点を置いています。また、解析目的から手法を選択していく進め方や、解析を会話的に進める点も特徴としてあげられます。本書で用いたJMPのバージョンは18です。ただし、一部17以前のバージョンも利用しています。本書で取り上げている例は医療分野のデータに限定しています。そして、すべて過去の医療論文などを参考にして、筆者らが乱数を使って作成した架空例です。本書は解析方法を学んでいただくことを目的としていますので、医学的な結論とは切り離してお読みいただきたいと思います。

さて、多変量解析には、ある測定項目の数値を別の測定項目を使って「予測する」ための手法と、複数の測定項目を「統合して要約する」ための手法の2つに大別されます。予測するための手法は予測型手法とか、教師あり手法などと呼ばれています。一方、要約するための手法は要約型手法とか、教師なし手法などと呼ばれています。本書では予測型手法を多く取り上げています。この理由は、医療の分野では要約型手法を使う場面よりも、予測型手法を使う場面のほうが、はるかに多いからです。

本書の構成は次の通りです。

第1章では、多変量解析の概要やデータの種類について解説しています。また、多変量解析を実施する前に行うべき事前の基礎的な統計解析の方法について、有用なグラフを中心に紹介しています。

第2章では、回帰分析を取り上げています。回帰分析は応用範囲が広く、利用頻度も多い手法です。ここでは単回帰分析と重回帰分析が登場します。回帰分析は、ある測定項目の数値を予測するための手法です。

第3章では、ロジスティック回帰分析を取り上げています。医療分野では非常に利用頻度の多い手法です。ロジスティック回帰分析は、癌か癌でないかというように、ある項目のカテゴリを予測するための手法です。

第4章では、生存分析と呼ばれる生存時間や寿命時間の解析方法を取り上げています。生存分析の最も基本的な手法である生存率曲線や、コックス回帰分析（比例ハザードモデル）を紹介しています。

第5章では、決定木手法と呼ばれる解析法を取り上げています。この手法は統計学の分野では多変量解析に属するものですが、機械学習と呼ばれる手法の中の代表的な手法でもあり

ます。決定木手法は回帰分析やロジスティック回帰分析と併用すると、より有効な手法です。

第6章では、多変量分散分析と呼ばれる手法を取り上げています。分散分析は2つ以上の平均値を比較して解析するための、統計解析の中でも非常に有名な手法ですが、その多変量版が多変量分散分析です。

第7章では、主成分分析を取り上げています。この手法は複数の測定項目を統合して、新たな合成変数（主成分）を作り出し、その合成変数を使って、個体を分類することを目的として使われます。同時に、回帰分析やロジスティック回帰とも併用できる手法です。

第8章では、第1章から第7章までに取り上げた手法を、具体的にJMPで実施する手順を、この章にまとめて提示しています。

本書がJMPを用いて多変量解析を行う人たちの一助になれば幸いです。

最後に、本書の執筆にあたり、東京図書株式会社編集部の松井誠様、ならびに、JMP18をご提供いただいたSAS Institute Japan株式会社JMPジャパン事業部様に、御礼を申し上げます。

2024年11月　　　著者

目次

はじめに 3

第1章 多変量解析の概要　1

§1 多変量データ　2
- 1-1 多変量データとは　2
- 1-2 多変量解析の種類　6

§2 予備的解析　10
- 2-1 一変数ごとの解析　10
- 2-2 二変数ごとの解析　12

第2章 回帰分析　15

§1 回帰分析の基本　16
- 1-1 回帰分析とは　16

1-2　単回帰分析　　19

§2　**回帰分析の実践** ………………… 28
　　　2-1　重回帰分析　　28
　　　2-2　変数選択　　33

第3章　ロジスティック回帰分析　37

§1　**ロジスティック回帰分析の基本** ………………… 38
　　　1-1　ロジスティック回帰分析とは　　38
　　　1-2　単変量のロジスティック回帰分析　　42

§2　**ロジスティック回帰分析の実践** ………………… 52
　　　2-1　多変量のロジスティック回帰分析　　52
　　　2-2　変数選択　　57

§3　**ロジスティック回帰分析の拡張** ………………… 58
　　　3-1　多項ロジスティック回帰分析　　58
　　　3-2　順序ロジスティック回帰分析　　67

第4章 生存分析　73

§1 生存分析の概要　74
1-1 生存分析の基本　74
1-2 生存分析の実践　76

§2 比例ハザードモデル　82
2-1 比例ハザードモデルの解析　83
2-2 比例ハザードモデルの拡張　85
コラム　要因の探索と調整　88

第5章 決定木分析　89

§1 決定木分析の基本　90
1-1 決定木分析とは　90
1-2 決定木の簡単な例　92

§2 決定木分析の実践　97
2-1 回帰の木　97
2-2 分類の木　100

コラム　決定木とロジスティック回帰　　103
コラム　ロジスティック回帰における完全分離の問題　　106

第6章　多変量分散分析　　111

§1　多変量分散分析の実際 …………… 112
1-1　予備的解析　　112
1-2　多変量分散分析の適用　　116

§2　多変量分散分析の背景 …………… 118
2-1　多変量分散分析の理論的背景　　118
2-2　多変量分散分析における4つの検定統計量　　120

第7章　主成分分析　　123

§1　主成分分析の基本 …………… 124
1-1　主成分分析とは　　124
1-2　主成分分析の概要　　129

§2　主成分分析の実際 …………… 133

第8章　JMP の手順　139

§1　各手法の操作手順　140

1-1 ● 一変量の解析の手順　140

1-2 ● 二変量の解析の手順　143

1-3 ● 単回帰分析の手順（例題 2-1）　146

1-4 ● 重回帰分析の手順（例題 2-2）　148

1-5 ● ステップワイズ法による重回帰分析の手順
（例題 2-3）　154

1-6 ● 単変量のロジスティック回帰分析の手順（例題 3-1）　157

1-7 ● 多変量のロジスティック回帰分析の手順（例題 3-2）　160

1-8 ● ステップワイズ法によるロジスティック回帰分析の手順
（例題 3-3）　162

1-9 ● 多項ロジスティック回帰分析の手順（例題 3-4）　165

1-10 ● 順序ロジスティック回帰分析の手順（例題 3-5）　168

1-11 ● データのグラフ化と要約の手順（例題 4-1）　171

1-12 ● Kaplan-Meier 法の手順（例題 4-1）　174

1-13 ● 比例ハザードモデルの手順（例題 4-2）　175

1-14 ● 比例ハザードモデルの手順（例題 4-3）　177

1-15 ● 決定木分析（回帰の木）の手順（例題 5-1）　180

1-16　決定木分析（分類の木）の手順（例題 5-2）　　184

1-17　決定木分析（分類の木）の手順（例題 5-3）　　187

1-18　一元配置分散分析の手順（例題 6-1）　190

1-19　散布図作成の手順（例題 6-1）　192

1-20　多変量分散分析の手順（例題 6-1）　194

1-21　主成分分析の手順（例題 7-1）　196

§2　グラフビルダー　201

2-1　グラフビルダーの使い方　201

2-2　グラフビルダーの例　202

付録1　ポアソン回帰分析　206

付録2　ロジスティック回帰における完全分離　216

付録3　ロジスティック回帰におけるカテゴリ併合　226

付録4　共分散分析と要因の調整　230

参考文献　236

索引　238

装幀：高橋敦（LONGSCALE）

第 1 章

多変量解析の概要

§1　多変量データ
§2　予備的解析

§1 多変量データ

1-1 ◉ 多変量データとは

■多変量データの例

次のデータは成人 30 人の血液検査の結果と性別、血液型、健康状態について、調べたものです。

データ表

患者 ID	AST	ALT	γ-GTP	血糖値	性別	血液型	健康状態
1	21	26	36	107	男	O	4
2	21	28	47	81	男	O	2
3	22	30	38	106	男	A	3
4	27	46	48	108	男	O	3
5	30	40	49	185	女	B	4
6	33	53	58	110	男	A	2
7	20	31	40	189	女	A	4
8	24	45	46	80	男	O	4
9	33	55	49	90	男	AB	4
10	27	52	49	164	女	A	5
11	20	31	42	136	男	B	4
12	28	52	49	92	女	O	3
13	31	51	48	108	女	B	1
14	27	42	53	97	女	O	1
15	29	48	52	111	男	O	4
16	35	60	43	93	男	A	4
17	27	43	35	83	女	A	2
18	31	44	40	104	男	O	4
19	27	40	35	92	男	B	1
20	24	36	36	93	男	O	4

データ表の中の AST、ALT、γ-GTP、血糖値は血液検査の項目で、性別と血液型は患者の属性です。また、健康状態というのは現時点の自分の健康状態を 5 段階で自己評価してもらったものです。5 段階は次の通りです。

  5 非常に体調がよい
  4 体調がよい
  3 普通（どちらともいえない）
  2 体調が悪い
  1 非常に体調が悪い

このデータ表には患者 ID を除いて、7 つの項目が存在しています。このように 1 つの対象（人や物）について、3 つ以上の測定あるいは観察結果が存在するデータを多変量データと呼んでいます。統計学の世界では測定、観察される項目のことを変数と呼んでいます。したがって、前ページのデータ表は 1 つの対象（人）に対して、7 つの変数についての測定結果が得られているという言い方をします。

このように多くの項目を含む多変量データは、見た目だけでは何を意味するのか大変わかりづらいです。そのため、本稿で紹介する多変量解析の手法により、これらのデータ間の関連性を分析したり、予測・要約したりすることが必要となります。

■測定尺度の種類

データは測定の尺度によって 4 つに分けることができます。

1）名義尺度（分類尺度）

性別や血液型は種類を意味しているだけで、データの間に大小関係や順序関係は存在しません。このようなデータを名義尺度のデータといいます。

2）順序尺度

アンケート調査でよく見受けられる段階評価で聞くようなデータ、先の例でいえば健康状

態のようなデータは、種類を表すと同時に、順序の情報も含んでいます。4よりも5の人のほうが体調がいいのです。このようなデータを順序尺度のデータといいます。順序尺度のデータの場合、等間隔性は保証されていません。1、2、3、4、5の間の間隔が等しいという保証がないということです。このことは、つぎのような状態になることを意味しています。

$$5 - 4 \neq 2 - 1$$

したがって、順序尺度のデータを血液検査の項目のように、測定器を使って測定したデータと同じように扱うことは理論上問題があります。ただし、実務の場では、等間隔と仮定して、通データの解析を行うことが多いです。

3） 間隔尺度

順序の情報を有しているだけでなく、等間隔性も有しているデータを間隔尺度のデータといいます。血液検査の項目の多くは間隔尺度のデータといえるでしょう。

4） 比例尺度

間隔尺度のデータの中で、割り算することにも意味があるようなデータを特に比例尺度のデータと呼んでいます。間隔尺度と比例尺度の区別は、統計解析という観点からは重要ではないので、これらを区別せずにJMPでは連続尺度と呼んでいます。

さて、これら4つの尺度のうち、名義尺度と順序尺度のデータをカテゴリデータ、間隔尺度と比例尺度のデータを数量データと2つに分けて扱うこともあります。

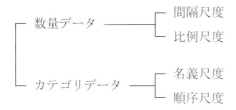

■変数の種類

　名義尺度や順序尺度のデータで構成される変数を質的変数あるいはカテゴリカル変数と呼んでいます。一方、間隔尺度や比例尺度のデータで構成される変数を量的変数あるいは数値変数と呼んでいます。

　扱う変数が質的変数であるか、量的変数であるかは多変量解析を実施する上で、非常に重要です。なぜならば、質的変数なのか量的変数なのかによって、適用する多変量解析の手法を変える必要があるからです。

1-2 ◉ 多変量解析の種類

■ 変数の役割

　多変量データを構成する変数を、結果を表す変数と（その結果の）原因となる変数、あるいは、予測したい変数と予測するのに使う変数というように、変数の果たす役割によって分けることも重要です。

　結果を表す変数（あるいは予測したい変数）のほうを目的変数と呼び、その結果の原因となる変数（予測するのに使う変数）のほうを説明変数と呼んでいます。

　たとえば、最初に示したデータを解析する目的が、AST と ALT の数値を使って、γ-GTP の値を予測したいとしましょう。その場合には、γ-GTP は目的変数であり、AST と ALT は説明変数ということになります。目的変数と説明変数という呼び方は、従属変数と独立変数という呼び方をする場合もあります。目的変数＝従属変数、説明変数＝独立変数です。

■ 多変量解析法

　多変量データを解析するための手法が多変量解析法です。多変量解析法の中にいくつかの手法があり、多変量解析法というのはそれらの総称です。

　多変量解析法は解析の目的によって、予測型手法と分類型手法に分けることができます。予測型手法は「あてる」ための手法、分類型手法は「わける」ための手法という言い方もできます。

■ 予測型手法

　予測型手法は、ある変数の値を他の変数の値を使って予測したい（あてたい）という場面で用いられる手法です。予測した変数があるということは、目的変数があるということになります。目的変数が量的変数なのか質的変数なのかの区別が予測型手法では非常に重要になります。

1) 目的変数が量的変数のとき

回帰分析と呼ばれる手法を利用することになります。回帰分析は説明変数が 1 つのときは単回帰分析、2 つ以上のときは重回帰分析と呼ばれます。回帰分析における説明変数は量的変数と質的変数のどちらも利用することができます。以下に例をしまします。

- AST と ALT で γ-GTP を予測したい
    →説明変数は AST と ALT、目的変数は γ-GTP
- 血液型と性別で体重を予測したい
    →説明変数は血液型と性別、目的変数は体重
- 身長と性別で腹囲を予測したい
    →説明変数は身長と性別、目的変数は腹囲

2) 目的変数が質的変数のとき

ロジスティック回帰または判別分析と呼ばれる手法を利用することになります。どちらを使っても同じような結果になることが多いですが、医療の分野においてはロジスティック回帰がよく使われています。以下に例を示します。

- AST と ALT で脂肪肝がどうか予測したい
    →説明変数は AST と ALT、目的変数は脂肪肝の有無
- 体重と性別で胃癌かどうかを予測したい
    →説明変数は体重と性別、目的変数は胃癌の有無

さて、目的変数が質的変数のときは、上の例のように胃癌の有無といった 2 種類のうちのどちらなのかを予測したいという場合だけでなく、血液型を予測したい（4 種類のうちのどれなのかを予測することになる）、5 段階評価のような順序尺度の値を予測したいという場合があります。2 種類のどちらなのかを予測したいときは、二項ロジスティック（通常は二項は省略して単にロジスティック回帰という）、3 種類以上のときは多項ロジスティック回帰が使われます。また、3 種類以上で順序尺度のときは順序ロジスティック回帰というものを使うことになります。

さて、回帰分析にせよ、ロジスティック回帰にせよ、説明変数は量的変数でも質的変数でもかまわないのですが、質的変数の場合は、たとえば、性別の場合、男ならば0、女ならば1（男ならば1、女ならば0でも可）と数値化して回帰分析を行います。このように数値でないものを0と1で表現する方法をダミー変数と呼んでいます。

（注）
　JMPでは性別であれば、男、女と文字で入力しておけば、自動的にダミー変数を生成して、解析します。なお、JMPでは0と1ではなく、−1と1を用いています。

■分類型手法

　分類型手法は、変数の値を使って、患者を分ける、あるいは、変数を分ける（たとえば、肝臓系の血液検査項目と腎臓系の血液検査項目に分ける）ということを目的として利用されます。予測したい変数があるわけではないので、目的変数と説明変数という区別はありません。あえて言うならば、すべてが目的変数ということになります。分類型手法の代表的なものを次にあげておきます。

・主成分分析
・因子分析
・クラスター分析
・対応分析（コレスポンデンス分析）
・多次元尺度構成法

　主成分分析、因子分析、クラスター分析はいずれも量的変数であることを前提としています。したがって、量的変数ではなく、質的変数のときは対応分析が使われています。

　主成分分析と因子分析は変数間の類似性に基づく分類手法、クラスター分析は個体（オブザベーション）間の類似性に基づく分類手法です。対応分析と多次元尺度構成法は、変数と個体間の両方の類似性に基づく分類手法です。

■機械学習

　多変量データの解析に役立つ手法として、従来からある多変量解析法に加えて、機械学習と呼ばれる分野の手法も使うと有効な結果が得られることがあります。機械学習とは、データから機械（コンピューター）が自動で「学習」し、データの背景にあるルールやパターンを発見する手法です。機械学習の代表的な手法として決定木（決定器と書くこともある）という解析方法があります。これは予測型手法に属するものです。決定木の中にもいくつかの種類があり、目的変数が量的変数か質的変数かにより使い分けしています。JMPにも「パーティション」という名称で装備されています。

■要因解析での利用

　興味ある結果があり、この結果を生み出す原因を知りたいというときに行われる統計解析を要因解析と呼んでいます。癌かどうかを予測したいのではなく、どういう人が癌になりやすいのか、何が癌の原因なのかということを知るための解析が要因解析です。要因解析の方法としてはパス解析をお勧めしますが、重回帰分析やロジスティック回帰などの予測型手法も使うことができます。ただし、予測型手法の本来の使い方は予測であり、要因解析での使い方はあくまでも応用動作ですので、要因の探索や要因候補の特定にとどめるほうがよいでしょう。

§2 予備的解析

2-1 ● 一変数ごとの解析

■予備的解析の必要性

多変量解析を行う際に、ただちに多変量解析を実施するのではなく、変数ごとの解析、2つの変数ごとの解析を行うことで、外れ値の有無や分布の確認をしておくことが重要です。多変量解析前のこのような基本的な解析を予備的解析と呼びます。

■量的変数の分布

変数ごとにヒストグラム、分位点、要約統計量を視察します。

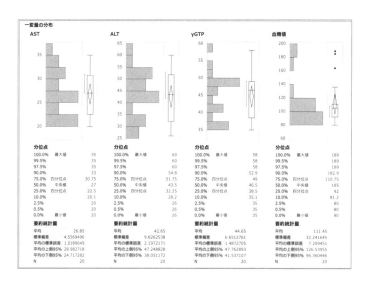

■質的変数の分布

変数ごとに棒グラフ、モザイク図、度数、割合を視察します。

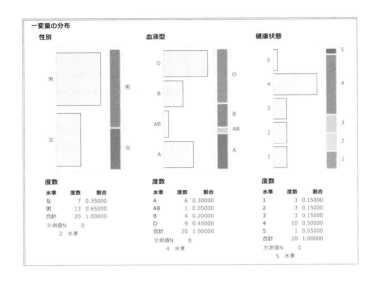

2-2 ● 二変数ごとの解析

■相関係数と散布図

2つの変数ごとの解析は、量的変数と量的変数のときは相関係数と散布図を把握することになります。一方、質的変数と質的変数のときはクロス集計表とモザイク図の視察が重要になります。質的変数同士のときには、ペアごとに二変量の関係を把握しなければいけませんが、量的変数同士のときは、分析メニューから多変量の相関を選ぶことで、一度で相関行列と散布図行列を求めることができます。

相関行列では、どの変数とどの変数の相関が強いか（あるいは弱いか）を見ることになります。相関行列を視覚的に表現したものが散布図行列です。散布図行列には対角線を空欄にするタイプと、対角線にヒストグラムを配置するタイプがあります。散布図行列は変数の数が多くなると、見にくくなります。そのようなときは、カラーマップのほうが便利です。

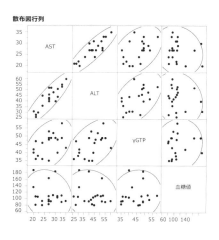 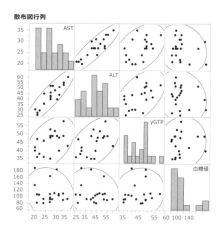

相関

	AST	ALT	γGTP	血糖値
AST	1.0000	0.8850	0.4583	-0.1636
ALT	0.8850	1.0000	0.5327	-0.1726
γGTP	0.4583	0.5327	1.0000	0.1046
血糖値	-0.1636	-0.1726	0.1046	1.0000

相関のカラーマップ

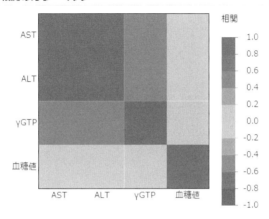

第2章 回帰分析

§1 回帰分析の基本
§2 回帰分析の実践

§1 回帰分析の基本

1-1 ◉ 回帰分析とは

■回帰分析の目的

回帰分析はある 1 つの変数と別の変数との関係式を利用して、

① 予測

② 要因解析（興味ある結果の原因を探索し、結果と原因の関係を説明する）

という 2 つの場面で利用されることが多いです。

予測したい変数のことを目的変数と呼び、予測に使う変数のことを説明変数と呼びます。要因解析に適用する場合には、結果を示す変数が目的変数で、原因を示す変数が説明変数です。

要因解析に適用する場合の使い方として、ある要因の結果に与える効果の検証を、その要因以外の影響を調整して検証するという使い方をすることもあります。

■回帰分析の種類と用語

回帰分析には単回帰分析と重回帰分析があります。説明変数が 1 つの場合が単回帰分析で、2 つ以上の場合が重回帰分析です。

単回帰分析は、目的変数 y を 1 つの説明変数 x の 1 次式で表すこと、つまり、

$$y = b_0 + b_1 x$$

という y と x の間の関係式を求める手法です。

重回帰分析は、目的変数 y を m 個の説明変数 x_1、x_2、…、x_m の 1 次式で表すこと、つまり、

$$y = b_0 + b_1 x_1 + b_2 x_2 + \cdots + b_m x_m$$

という y と x_1、x_2、…、x_m の間の関係式を求める手法です。

b_0 を切片、あるいは定数項と呼び、b_1、b_2、…、b_m を（偏）回帰係数と呼んでいます。

データにあてはめる関係式のことを統計学では、「モデル」と呼びます。モデルは実際のデータとなるべく一致するようにします。これをモデルのあてはめと呼びます。モデルのあてはめにおいて、実際のデータとモデルとのずれを残差と呼び、ある程度のずれは避けられません。残差はデータの行数だけありますが、すべての残差を 2 乗して足したもの（残差平方和）が最小になるようにモデルを決定し、（偏）回帰係数を決定します（JMP ではパラメータ推定値として出力されます）。これを最小 2 乗法と呼んでいます。

回帰分析が適用できるデータのタイプは、目的変数が量的変数のときです。説明変数のほうは量的変数でも、質的変数でもかまいません。質的変数を使う場合には、ダミー変数と呼ばれる変数を導入し、質的なデータを量的なデータに変換しなければなりませんが、JMP では自動的に変換されるので、解析者がダミー変数を生成する必要はありません。説明変数がすべて質的変数の場合に用いられる解析手法に数量化 I 類と呼ばれる手法がありますが、これは説明変数をすべてダミー変数にして重回帰分析を行うことと同等です。

（注 1）
　目的変数（response variable）と説明変数（explanatory variable）という呼び方は文献や統計ソフト、あるいは、学問分野によって別の呼び方があるので、下記に整理しておきます。

・説明変数の同意語
　　独立変数　　independent variable
　　予測変数　　predictor variable
・目的変数の同意語
　　従属変数　　dependent variable
　　応答変数　　response variable
　　アウトカム　outcome variable
　　基準変数　　criterion variable
　　被説明変数　explained variable

（注 2）

共変量という呼び方

共変量という用語が回帰分析では登場することがあります。この呼び方も様々な使われ方をするので、注意が必要です。

1) 説明変数と全く同じ意味
2) 説明変数の中の量的変数

    このとき説明変数の中の質的変数は「因子」と呼びます。
3) 調整する交絡変数

    交絡とは、研究や統計において、ある結果について 2 つ以上の要因が考えられ、それぞれの原因がどの程度結果に影響しているか区別できない状態で、交絡の原因となる変数が交絡変数です。例えば飲酒とがんの関係を調べようとする場合、喫煙が交絡変数になります。交絡変数は多変量解析モデル多項式に組み込むことにより調整する（交絡の影響を除く）ことができます。

1-2 ◉ 単回帰分析

例題 2-1

肝再生速度は、生体肝移植後の回復の指標として重要で、門脈血流や肝動脈・静脈血流など肝臓における様々な血行動態パラメータの影響を受ける。そこで、肝再生速度（%）を目的変数 y、その他の肝臓の血行動態パラメーターを説明変数として、肝再生速度を予測することを考える。説明変数としては、次の項目を取り上げた。

x_1　門脈血流（cm/s/100 g）

x_2　肝動脈収縮期血流（cm/s/100 g）

x_3　肝動脈拡張期血流（cm/s/100 g）

x_4　肝静脈血流（cm/s/100 g）

x_5　グラフト肝容積比（%）

x_6　グラフト R 重量比（%）

上記の項目の結果を成人 36 人について測定した結果が表 2.1 である。

表 2.1　データ表

ID	門脈血流	肝動脈収縮期血流	肝動脈拡張期血流	肝静脈血流	グラフト肝容積比	グラフトR重量比	肝再生速度
1	16.36	8.90	3.47	6.02	57.42	1.11	158.76
2	26.68	21.22	3.53	12.07	61.38	1.36	197.19
3	12.49	16.62	2.00	8.88	67.42	1.47	144.73
4	8.45	22.86	6.71	7.46	69.94	1.31	140.06
5	10.19	14.23	4.75	2.06	65.68	1.25	129.71
6	19.53	17.35	1.95	7.54	59.63	1.14	162.59
7	20.65	10.48	2.21	4.88	59.42	1.07	178.48
8	22.96	14.23	4.25	3.69	75.08	1.73	120.90
9	21.22	21.64	4.10	11.94	43.42	0.87	191.24
10	8.11	3.16	0.78	8.82	75.12	1.47	150.03

11	24.74	7.84	1.68	3.68	57.65	1.08	173.44
12	11.38	15.71	3.56	7.20	39.93	0.74	211.98
13	15.82	15.04	2.40	9.89	51.27	1.02	193.49
14	8.36	9.01	2.01	3.40	50.52	0.94	164.04
15	12.04	9.72	2.27	6.03	51.60	1.05	156.97
16	10.97	4.58	1.73	5.55	56.63	1.03	208.36
17	7.97	9.33	0.57	4.17	79.09	1.61	154.62
18	7.46	6.11	1.73	2.99	57.20	1.07	137.38
19	29.09	15.71	3.41	9.35	56.44	1.10	180.15
20	10.30	8.54	2.32	10.78	60.43	1.17	228.47
21	7.82	4.41	1.07	4.19	59.52	1.00	153.62
22	14.71	6.29	1.77	6.16	65.05	1.30	121.31
23	8.54	6.73	1.27	5.52	65.65	1.17	157.37
24	23.05	11.34	5.39	3.00	33.57	0.63	211.27
25	13.12	5.86	1.89	10.92	52.93	0.90	178.16
26	7.41	9.11	2.05	5.50	53.72	0.91	174.89
27	14.59	5.59	1.26	3.75	58.62	1.14	142.98
28	8.52	6.52	1.00	6.92	56.61	1.11	165.59
29	18.97	6.35	2.94	5.61	56.41	1.07	141.54
30	35.41	36.36	14.23	15.00	41.52	0.89	238.22
31	4.55	1.27	3.13	2.83	70.91	1.27	138.42
32	22.59	28.70	10.51	10.35	32.74	0.66	247.45
33	9.21	4.55	1.19	7.92	72.20	1.34	140.27
34	18.32	11.61	2.91	8.07	52.23	1.02	216.06
35	5.69	6.88	1.18	2.78	72.12	1.39	144.18
36	11.21	11.92	3.31	10.29	60.65	1.69	156.22

このデータに対して、説明変数ごとに単回帰分析により解析せよ。

■ x_1 についての単回帰分析の結果

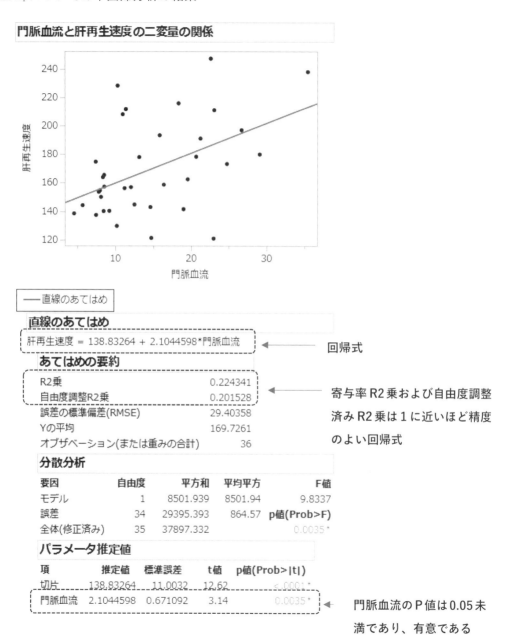

■ x_2 についての単回帰分析の結果

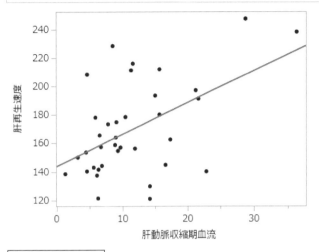

肝動脈収縮期血流と肝再生速度の二変量の関係

直線のあてはめ

肝再生速度 = 143.82049 + 2.2430732*肝動脈収縮期血流

あてはめの要約

R2乗	0.25921
自由度調整R2乗	0.237422
誤差の標準偏差(RMSE)	28.73507
Yの平均	169.7261
オブザベーション(または重みの合計)	36

分散分析

要因	自由度	平方和	平均平方	F値
モデル	1	9823.379	9823.38	11.8970
誤差	34	28073.953	825.70	p値(Prob>F)
全体(修正済み)	35	37897.332		0.0015*

パラメータ推定値

項	推定値	標準誤差	t値	p値(Prob>|t|)
切片	143.82049	8.90762	16.15	<.0001*
肝動脈収縮期血流	2.2430732	0.650317	3.45	0.0015*

■ x_3 についての単回帰分析の結果

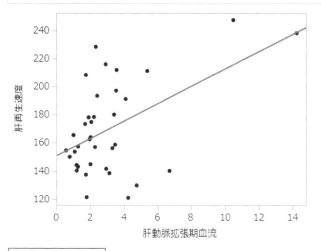

肝再生速度 = 150.74811 + 6.1812001*肝動脈拡張期血流

あてはめの要約

R2乗	0.255673
自由度調整R2乗	0.233781
誤差の標準偏差(RMSE)	28.80359
Yの平均	169.7261
オブザベーション(または重みの合計)	36

分散分析

要因	自由度	平方和	平均平方	F値
モデル	1	9689.336	9689.34	11.6789
誤差	34	28207.996	829.65	p値(Prob>F)
全体(修正済み)	35	37897.332		0.0017*

パラメータ推定値

項	推定値	標準誤差	t値	p値(Prob>|t|)
切片	150.74811	7.340623	20.54	<.0001*
肝動脈拡張期血流	6.1812001	1.808725	3.42	0.0017*

■ x_4 についての単回帰分析の結果

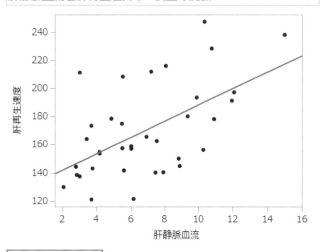

■ x_5 についての単回帰分析の結果

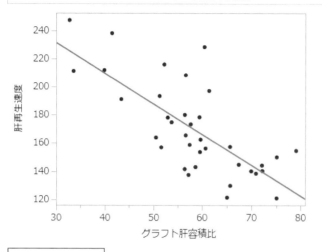

■ x_6 についての単回帰分析の結果

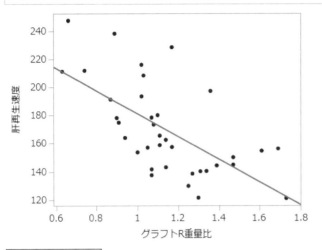

肝再生速度 = 262.10223 − 80.952786*グラフトR重量比

あてはめの要約

R2乗	0.406744
自由度調整R2乗	0.389295
誤差の標準偏差(RMSE)	25.71497
Yの平均	169.7261
オブザベーション(または重みの合計)	36

分散分析

要因	自由度	平方和	平均平方	F値
モデル	1	15414.507	15414.5	23.3108
誤差	34	22482.825	661.3	p値(Prob>F)
全体(修正済み)	35	37897.332		<.0001*

パラメータ推定値

項	推定値	標準誤差	t値	p値(Prob>|t|)
切片	262.10223	19.60705	13.37	<.0001*
グラフトR重量比	−80.95279	16.76691	−4.83	<.0001*

■単回帰分析の結果のまとめ

説明変数はいずれもP値が0.05未満で有意です。R2乗の値が最も高いのはx_5のグラフト肝容積比を説明変数とする単回帰分析の結果となっています。

説明変数	回帰式	P値	R2乗
x_1：門脈血流	肝再生速度＝138.83264＋2.1044598*門脈血流	0.0035	0.2243
x_2：肝動脈収縮期血流	肝再生速度＝143.82049＋2.2430732*肝動脈収縮期血流	0.0015	0.2592
x_3：肝動脈拡張期血流	肝再生速度＝150.74811＋6.1812001*肝動脈拡張期血流	0.0017	0.2557
x_4：肝静脈血流	肝再生速度＝130.13669＋5.8122394*肝静脈血流	0.0003	0.3177
x_5：グラフト肝容積比	肝再生速度＝297.07889−2.1834816*グラフト肝容積比	＜0.0001	0.5408
x_6：グラフトR重量比	肝再生速度＝262.10223−80.952786*グラフトR重量比	＜0.0001	0.4067

§2 回帰分析の実践

2-1 ● 重回帰分析

例題 2-2

例題 2-1 のデータに対して、重回帰分析を適用せよ。

■重回帰分析の結果

＜1＞ 寄与率 R2 乗

あてはめの要約	
R2乗	0.682512
自由度調整R2乗	0.616825
誤差の標準偏差(RMSE)	20.36896
Yの平均	169.7261
オブザベーション(または重みの合計)	36

　寄与率 R2 乗の値は 0.6825 となっています。これは x_1 から x_6 の 6 つの説明変数で、肝再生速度 y の変動の 68.25% を説明できることを示しています。

　なお、寄与率 R2 乗の値は例数（サンプルサイズ n）を固定したまま、説明変数の数を増やせば、必ず上昇して 1 に近づきますので、真の値は自由度調整済み R2 乗の値で評価する必要があります。

＜2＞ 回帰式の有意性

分散分析

要因	自由度	平方和	平均平方	F値
モデル	6	25865.388	4310.90	10.3903
誤差	29	12031.944	414.89	p値(Prob>F)
全体(修正済み)	35	37897.332		<.0001*

　回帰に関する分散分析の結果、P値は＜0.0001で有意です。これは回帰式が有意であることを示しています。回帰式が有意にならないようなときは、その回帰式を検討することを保留すべきです。

＜3＞ 回帰係数と有意性

パラメータ推定値

項	推定値	標準誤差	t値	p値(Prob>|t|)	VIF
切片	232.43584	29.56246	7.86	<.0001*	.
門脈血流	0.2237334	0.641856	0.35	0.7299	1.9062248
肝動脈収縮期血流	-0.041246	1.026145	-0.04	0.9682	4.9551116
肝動脈拡張期血流	0.6696349	2.505452	0.27	0.7912	3.83692
肝静脈血流	4.0909161	1.410684	2.90	0.0070*	1.7097235
グラフト肝容積比	-0.890662	0.844479	-1.05	0.3003	7.3888203
グラフトR重量比	-38.11215	32.5807	-1.17	0.2516	6.0179562

【回帰式】

　次のような回帰式が得られています。

$$
\begin{aligned}
\text{肝再生速度} = \ & 232.43584 \\
+ \ & 0.2237 \times \text{門脈血流} \\
- \ & 0.0412 \times \text{肝動脈収縮期血流} \\
+ \ & 0.6696 \times \text{肝動脈拡張期血流} \\
+ \ & 4.0909 \times \text{肝静脈血流} \\
- \ & 0.8907 \times \text{グラフト肝容積比} \\
- \ & 38.1122 \times \text{グラフトR重量比}
\end{aligned}
$$

【回帰係数のP値】

　各回帰係数のP値を見ると、肝静脈血流だけが有意となっています。単回帰分析のときは、

どの回帰係数も有意でした。これは目的変数を予測する上で、6つの説明変数を同時に使う必要はないことを示しています。有意でない説明変数を回帰式に入れたまま予測に使うと予測精度が落ちる危険性をはらんでいます。このようなときには、次節で紹介するステップワイズによる変数選択を行うことを試みてください。

【VIF】

　重回帰分析における説明変数は、互いに無関係であることが理想的なデータです。説明変数間の関係が強い状態を多重共線性と呼んでいます。多重共線性がある説明変数を同時に使うと、回帰係数の変動が大きくなり、不安定な式になります。たとえば、本来は目的変数に＋の影響を与えるのに、回帰係数が－になる（あるいは、その逆に－の影響を与えるのに＋になる）といったように、符号が不可解なものになることがあります。符号逆転と呼んでいます。また、データを少し追加して、あらためて回帰分析をやり直したときに、追加前の回帰式と追加後の回帰式が大きく異なるというような現象を生じることもあります。このような現象が生じないように、多重共線性が起きていないような説明変数を使って、回帰式を作成する必要があります。多重共線性に注意する必要があるかどうかを見る指標がVIF（分散拡大要因：Variance Inflation Factor）です。VIFの値が大きいと、その変数を使うことで、多重共線性が起きることを示唆しています。したがって、

　VIFの値が大きい場合はその変数を分析から除いた方がよいでしょう。大きいと判断する目安は10以上です。この例ではVIFが10以上の変数はありません。

【残差の検討】

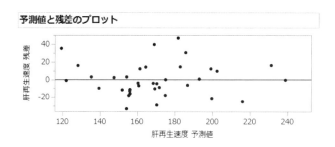

残差とは実際の目的変数 y の値と、回帰式で予測した y の値との差のことです。

$$残差 = (実際の y の値) - (予測した y の値)$$

この残差と予測値の間には何の関係もないことが望ましいのです。それを見るのが予測値と残差の散布図です。図を見ると、特にクセなどが見られません。

【その他の留意点】

残差は正規分布していることを回帰分析では前提としています。この前提条件が成立しているかどうかを見ておく必要があります。

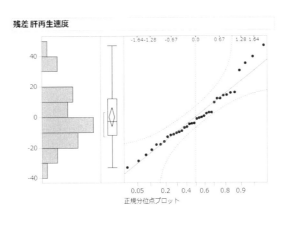

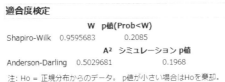

正規分位点プロットを見ると、信頼区間（点線の双曲線）の範囲内に、どのデータのも入っており、ほぼ直線状に散布していることから、正規分布を否定する必要はなさそうです。また、正規分布かどうかの適合度検定の P 値（Shapiro-Wilk 検定や Anderson-Darling 検定）も 0.05 より大きく、正規分布の仮定に無理はないといえます。

残差は予測値と無関係なだけでなく、各説明変数とも無関係であることが要求されます。このためには残差と説明変数の散布図が役に立ちます。

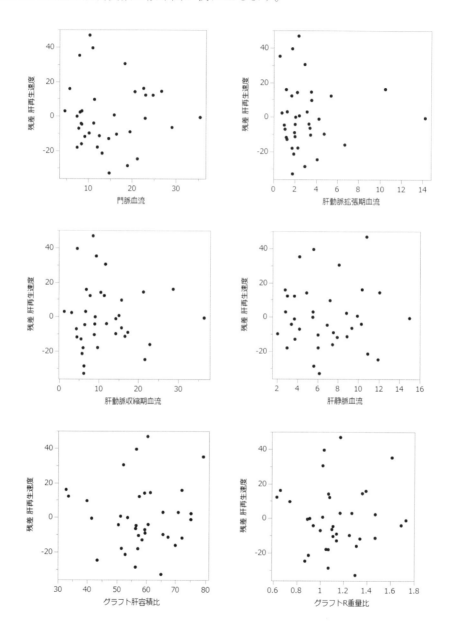

2-2 ◉ 変数選択

> **例題 2-3**
>
> 例題 2-1 のデータに対して、ステップワイズ法を適用して、重回帰分析を実施せよ。

■ステップワイズ法

回帰式の構築にあっては、目的変数を予測する上で、有効な説明変数が使用され、有効でない説明変数は使用されていない状態を作り出すことが望まれます。そこで、P 値や F 値を見ながら、変数選択を行うのがステップワイズ法と呼ばれるものです。JMP でステップワイズ法を実行すると、次のような画面が現れます。

```
ステップワイズ回帰の設定
停止ルール:  閾値p値
             変数を追加するときのp値    0.2
             変数を除去するときのp値    0.2
方向:        変数増減
```

有効な変数かどうかを判断するための P 値を設定する必要があります。統計学の世界では 0.05 を使うのが一般的ですが、その値を使って変数選択をすると、有効な変数を見逃しやすいと言われています。絶対的な基準を示すのは難しいですが、0.2 ～ 0.3 を目安にするとよいでしょう。

(注)
見逃してもいいので、確実に有効なものだけで回帰式を構築したいということであれば、0.05 を使うといいでしょう。

変数選択のステップワイズ法には、有効な変数を一つずつ増加させていく変数増加法、一度すべての変数を取り込んでから不要な変数を一つずつ除去していく変数減少法、増加法と減

少法を組み合わせた増減法があります。どの方法を使うかによって、選ばれる変数が変わる可能性がありますが、一般的には、増加法と減少法の欠点を補う増減法を使うといいでしょう。

■変数選択の結果

ロック	追加	パラメータ	推定値	自由度	平方和	"F値"	"p値(Prob>F)"
☑	☑	切片	251.052031	1	0.000	.	1
☐	☐	門脈血流	0	1	21.15625	0.054	0.81853
☐	☐	肝動脈収縮期血流	0	1	4.381899	0.011	0.91686
☐	☐	肝動脈拡張期血流	0	1	39.53923	0.100	0.75369
☐	☑	肝静脈血流	3.83167782	1	4731.576	12.322	0.00132
☐	☑	グラフト肝容積比	-1.8418164	1	13184.11	34.335	1.46e-6
☐	☐	グラフトR重量比	0	1	482.212	1.266	0.2689

肝静脈血流とグラフト肝容積比が選ばれました。どちらのP値も0.05未満の値を示しています。すべての変数を使った回帰式の結果では、肝静脈血流だけが有意となっていましたが、だからといって、それ以外の説明変数をただちに除去してしまうと、このような結果を得ることはできませんでした。これがステップワイズ法を使う利点です。

さて、この採択された2つの説明変数だけを使って再度、回帰分析を実施すると、次のような結果が得られます。

あてはめの要約

R2乗	0.665638
自由度調整R2乗	0.645374
誤差の標準偏差(RMSE)	19.59547
Yの平均	169.7261
オブザベーション(または重みの合計)	36

分散分析

要因	自由度	平方和	平均平方	F値
モデル	2	25225.912	12613.0	32.8477
誤差	33	12671.420	384.0	p値(Prob>F)
全体(修正済み)	35	37897.332		<.0001*

パラメータ推定値

項	推定値	標準誤差	t値	p値(Prob>|t|)
切片	251.05203	22.05587	11.38	<.0001*
肝静脈血流	3.8316778	1.091545	3.51	0.0013*
グラフト肝容積比	-1.841816	0.314323	-5.86	<.0001*

ここで、変数を2つだけ使った回帰分析の結果と、すべての変数を使った回帰分析の結果

を比較してみましょう。

<説明変数2つ>

あてはめの要約

R2乗	0.665638
自由度調整R2乗	0.645374
誤差の標準偏差(RMSE)	19.59547
Yの平均	169.7261
オブザベーション(または重みの合計)	36

<すべての説明変数>

あてはめの要約

R2乗	0.682512
自由度調整R2乗	0.616825
誤差の標準偏差(RMSE)	20.36896
Yの平均	169.7261
オブザベーション(または重みの合計)	36

　R2乗の値はすべての説明変数を使ったときのほうが大きな値を示していますが、これは当たり前の結果です。説明変数を増やすと必ずR2乗の値は大きくなるからです。ただし、この例ではわずかな差しか出ていません。さらに、自由度調整済みR2乗の値を見ますと、説明変数が2つだけのときのほうが大きくなっていることがわかります。自由度調整済みR2乗は有効でない不要な変数を減らすと、大きくなると言う性質を持っています。

■要因解析に使うときの留意点

　重回帰分析を要因解析（どの説明変数が目的変数の原因になっているかを探す解析）に使うときには注意が必要です。たとえば、ステップワイズの結果、6つの説明変数の中から2つの説明変数が選ばれたとき、それ以外の4つの説明変数は原因ではないと考えるのは早計です。予測する上で不要であるということと、原因ではないということは別の問題ですので、単回帰分析の結果や専門知識、説明変数同士の関係なども考慮して判断する必要があります。

第3章 ロジスティック回帰分析

§1 ロジスティック回帰分析の基本
§2 ロジスティック回帰分析の実践
§3 ロジスティック回帰分析の拡張

§1 ロジスティック回帰分析の基本

1-1 ● ロジスティック回帰分析とは

■ロジスティック回帰の目的

ロジスティック回帰分析はある1つの変数と別の変数との関係式を利用して、

① 予測

② 要因解析(興味ある結果の原因を探索し、結果と原因の関係を説明する)

という2つの場面で利用されることが多い手法で、第2章で紹介した通常の回帰分析と同じです。

しかし、ロジスティック回帰は目的変数が数値変数ではない、カテゴリ変数のときに用いるというところが異なります。たとえば、癌に罹っているかどうかを予測しようというときに用いることができるのがロジスティック回帰です。

簡単な架空の数値例を紹介します。いま、前立腺癌に罹っている人と、罹っていない人の腫瘍マーカー(PSAの数値)の数値が次のように得られているとしましょう。

ID	PSA	前立腺癌の有無	ID	PSA	前立腺癌の有無
1	4.14	なし	11	5.83	あり
2	2.88	なし	12	6.88	あり
3	1.18	なし	13	15.87	あり
4	5.11	なし	14	10.35	あり
5	2.06	なし	15	8.84	あり
6	2.29	なし	16	7.65	あり
7	8.38	なし	17	5.16	あり
8	0.95	なし	18	12.13	あり
9	1.45	なし	19	13.85	あり
10	6.24	なし	20	14.23	あり

このデータをドットプロットで表現すると次のようになります。

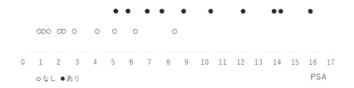

PSAの数値で前立腺癌のあり、なしを予測することを目的としてロジスティック回帰分析を適用すると、癌ありかなしかの閾値を次のように見つけることができます。

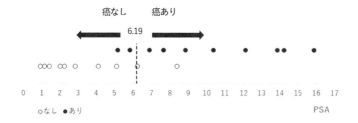

■オッズとロジット変換

ロジスティック回帰では、取り上げる事象が起きる確率pを目的変数として用います。

しかしながら、確率pそのものを目的変数として使うのは望ましくありません。なぜなら、確率pは0から1までの狭い範囲しかとらないので、確率を予測するのは精度の観点で不利なのです。そこで、確率pをそのまま用いるのではなく、次のように変換してから、目的変数とします。

$$\ln\{p/(1-p)\}$$

この変換をロジット変換と呼び、次のように表現をします。

$$\mathrm{Logit}(p) = \ln\{p/(1-p)\}$$

このときの対数は自然対数です。$p/(1-p)$はオッズと呼ばれています。

確率 p は 0 から 1 までの狭い範囲しかとらないのに対し、オッズの対数をとったもの（対数オッズまたはロジット）は、$-\infty$ から ∞ という広い範囲をとりますので、これを目的変数とすることにより推定精度が高まります。

　回帰分析のときと同じく、説明変数の数が 1 つの場合と 2 つ以上ある場合があります。

　説明変数が 1 つの場合は単変量のロジスティック回帰、2 つ以上の場合を多変量のロジスティック回帰と呼んでいます。回帰分析における単回帰分析と重回帰分析に相当します。

　単変量のロジスティック回帰は、$\mathrm{Logit}(p)$ を目的変数として、1 つの説明変数 x の 1 次式で表すこと、つまり、

$$\mathrm{Logit}(p) = b_0 + b_1 x$$

という $\mathrm{Logit}(p)$ と x の間の関係式を求める手法です。

　多変量のロジスティック回帰（多重ロジスティック回帰とも呼ぶ）の場合には、$\mathrm{Logit}(p)$ を目的変数として、m 個の説明変数 x_1、x_2、$\cdots$、x_m の 1 次式で表すこと、つまり、

$$\mathrm{Logit}(p) = b_0 + b_1 x_1 + b_2 x_2 + \cdots + b_m x_m$$

という $\mathrm{Logit}(p)$ と x_1、x_2、$\cdots$、x_m の間の関係式を求める手法です。

　ここで、回帰式で予測されるのは確率 p ではなく、$\mathrm{Logit}(p)$ である点に注意が必要です。いま、$\mathrm{Logit}(p)$ を予測する式の右辺を $f(x)$ と書きますと、確率 p の値を予測したいときには、次のように変換する必要があります。

$$p = 1/\{1 + \mathrm{Exp}(-f(x))\}$$

　確率を予測したならば、その値がある値（通常は 0.5）よりも大きいか小さいかで、注目している事象が起きそうかどうか判定することになります。

　ロジスティック回帰分析における回帰係数（パラメータ推定値）は、最小 2 乗法で求めることはできないので、最尤推定法（最尤法）という方法で求めます。最尤法とは、尤度（対数尤度）を最大にしたときの回帰係数の推定値（最尤推定量と呼びます）を求める方法です。

■ロジスティック回帰の種類

　ロジスティック回帰は、ある1つに変数のカテゴリを予測する手法ですが、カテゴリの数と性質によって、3つのタイプがあります。

（1）二項ロジスティック回帰　➡　カテゴリ数 ＝ 2

（2）多項ロジスティック回帰　➡　カテゴリ数 ≧ 3　かつ　名義尺度

（3）順序ロジスティック回帰　➡　カテゴリ数 ≧ 3　かつ　順序尺度

1-2 ◉ 単変量のロジスティック回帰分析

> **例題 3-1**
>
> 　人間ドック超音波検査で認められる脂肪肝は、肝臓内での脂質、糖代謝異常を伴ったメタボリックシンドロームの一臨床症状として知られており、生活習慣病に関連する血液検査項目と関連している。そこで、脂肪肝の有無を目的変数 y、その他の血液検査の項目を説明変数として、脂肪肝の有無を予測することを考える。説明変数としては、次の項目を取り上げた。
>
> x_1　年齢（歳）
>
> x_2　BMI（kg/m²）
>
> x_3　総コレステロール（mg/dL）
>
> x_4　中性脂肪（mg/dL）
>
> x_5　空腹時血糖（mg/dL）
>
> x_6　γ-GTP（IU/L）
>
> 上記の項目の結果を成人 80 人について測定した結果が表 3.1 である。

表3.1　データ表

ID	年齢	BMI	総コレステロール	中性脂肪	空腹時血糖	γ-GTP	脂肪肝の有無
1	49	21.8	221.0	58.3	95.1	12.5	なし
2	56	23.7	192.2	66.5	100.4	18.1	なし
3	54	22.0	206.1	130.5	87.9	13.1	なし
4	50	21.1	202.4	113.0	106.1	4.8	なし
5	49	23.4	203.6	132.5	102.1	19.2	なし
6	49	23.6	174.3	82.4	95.0	16.0	なし
7	51	21.2	200.1	125.9	95.9	35.9	なし
8	45	22.4	166.0	119.3	96.4	33.5	なし
9	46	20.2	189.0	65.8	95.7	17.2	なし
10	53	23.7	189.8	115.1	108.4	17.3	なし
11	47	23.7	182.3	28.1	90.5	17.4	なし

12	55	21.6	190.9	124.6	102.4	10.8	なし
13	48	21.7	219.3	102.7	94.3	20.4	なし
14	59	23.1	185.0	94.2	98.5	3.9	なし
15	53	21.4	216.6	96.9	90.3	0.9	なし
16	59	20.5	212.7	90.6	101.5	12.5	なし
17	48	22.7	203.5	146.8	108.9	26.1	なし
18	50	20.4	185.4	109.6	104.4	11.0	なし
19	48	23.1	173.3	29.3	97.3	18.1	なし
20	54	21.4	188.2	94.1	101.7	14.0	なし
21	47	22.4	189.8	84.1	100.7	39.4	なし
22	54	22.0	178.8	127.2	68.3	15.0	なし
23	58	22.0	201.6	82.6	93.6	30.2	なし
24	50	22.1	199.7	109.2	103.6	3.0	なし
25	53	22.4	184.6	48.7	84.9	15.4	なし
26	53	22.0	149.0	125.3	93.3	12.6	なし
27	51	21.5	197.0	105.8	110.1	11.5	なし
28	49	21.2	184.5	108.7	99.9	6.2	なし
29	58	22.1	193.6	71.4	109.7	23.1	なし
30	58	21.8	185.4	110.5	91.1	20.2	なし
31	51	19.6	197.6	61.8	81.1	16.2	なし
32	45	22.5	182.3	29.8	86.3	11.3	なし
33	47	23.1	225.5	66.4	98.6	1.7	なし
34	49	22.2	208.5	95.5	103.4	23.9	なし
35	48	22.9	197.6	73.4	97.0	11.9	なし
36	51	21.9	199.6	121.3	100.8	20.1	なし
37	53	23.4	209.1	75.5	106.4	23.3	なし
38	49	23.5	194.0	82.8	101.8	30.8	なし
39	53	20.9	178.2	114.7	92.8	15.3	なし
40	46	20.8	189.1	78.2	94.4	17.0	なし
41	39	27.6	214.4	191.3	96.4	96.8	あり
42	48	20.8	187.6	103.6	125.2	71.1	あり
43	39	26.4	219.8	112.0	100.0	59.8	あり
44	50	26.6	216.7	195.0	93.1	63.1	あり
45	49	24.9	237.9	137.8	118.8	69.3	あり
46	48	25.7	190.9	129.0	90.6	66.4	あり
47	52	24.9	198.4	171.8	108.3	4.4	あり

48	52	25.2	211.7	119.7	84.3	36.0	あり
49	51	24.9	210.4	220.7	97.5	98.6	あり
50	54	27.3	191.4	183.0	96.4	32.1	あり
51	54	22.5	232.9	196.0	109.0	66.3	あり
52	46	25.0	207.9	147.3	99.2	33.7	あり
53	49	25.6	237.5	49.1	96.6	49.6	あり
54	54	24.5	202.0	175.7	96.1	30.1	あり
55	46	25.8	228.1	168.1	97.8	55.2	あり
56	50	23.5	187.5	132.3	102.6	67.4	あり
57	57	24.7	227.4	185.7	92.9	73.6	あり
58	58	24.7	238.9	130.7	134.5	9.3	あり
59	44	26.2	216.2	158.4	104.4	53.4	あり
60	51	23.4	237.3	176.0	121.8	66.9	あり
61	50	25.1	178.7	128.1	82.8	75.4	あり
62	50	24.4	198.6	188.8	73.6	66.6	あり
63	54	25.9	208.8	139.0	116.2	104.9	あり
64	56	23.1	175.5	156.9	81.3	103.0	あり
65	57	23.3	214.2	85.1	97.0	50.4	あり
66	49	23.5	210.2	153.0	80.7	58.2	あり
67	59	26.4	212.6	124.0	98.5	63.0	あり
68	47	24.6	208.3	173.0	96.1	58.9	あり
69	53	24.8	220.0	188.1	82.8	68.6	あり
70	52	27.8	196.4	132.0	92.8	35.3	あり
71	49	24.4	195.1	125.2	83.2	121.4	あり
72	50	20.8	188.2	111.9	111.8	64.1	あり
73	44	25.5	200.9	113.2	101.5	84.8	あり
74	48	24.0	214.0	173.3	125.2	41.2	あり
75	42	26.3	184.6	158.9	117.9	58.8	あり
76	53	24.6	208.8	126.5	116.1	97.6	あり
77	47	24.2	207.0	133.7	94.0	1.5	あり
78	52	25.4	185.3	196.6	88.3	102.7	あり
79	47	25.9	181.0	154.5	79.6	50.9	あり
80	50	22.1	225.7	176.3	104.6	75.8	あり

このデータに対して、説明変数ごとにロジスティック回帰分析により解析せよ。

■ x_1 についてのロジスティック回帰の結果

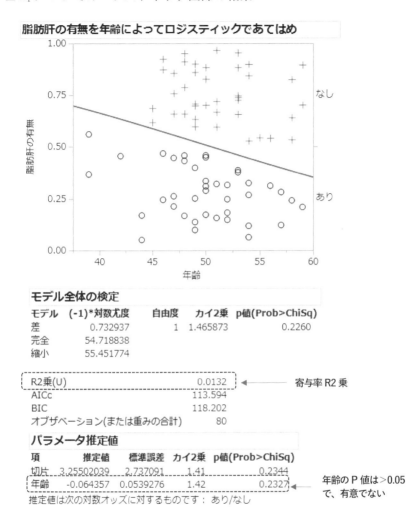

§1 ロジスティック回帰分析の基本

■ x_2 についてのロジスティック回帰の結果

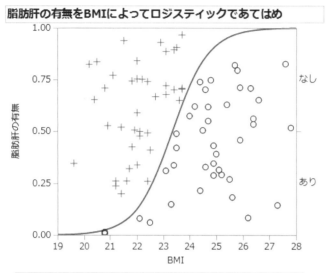

■ x_3 についてのロジスティック回帰の結果

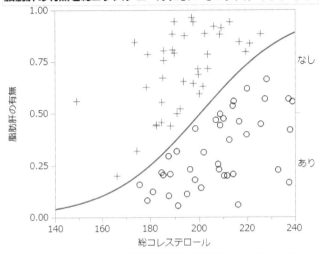

モデル全体の検定

モデル	(-1)*対数尤度	自由度	カイ2乗	p値(Prob>ChiSq)
差	6.845257	1	13.69051	0.0002*
完全	48.606517			
縮小	55.451774			

R2乗(U)	0.1234
AICc	101.369
BIC	105.977
オブザベーション(または重みの合計)	80

パラメータ推定値

項	推定値	標準誤差	カイ2乗	p値(Prob>ChiSq)
切片	-10.671494	3.2492595	10.79	0.0010*
総コレステロール	0.05320927	0.0161794	10.82	0.0010*

推定値は次の対数オッズに対するものです：あり/なし

§1 ロジスティック回帰分析の基本　47

■ x_4 についてのロジスティック回帰の結果

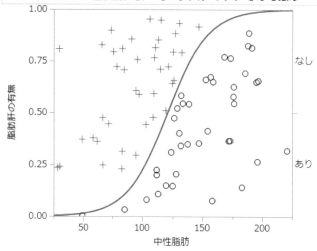

■ x_5 についてのロジスティック回帰の結果

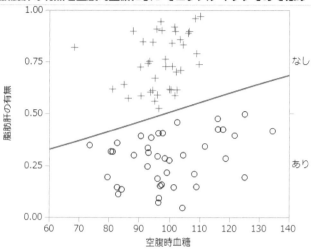

モデル全体の検定

モデル	(-1)*対数尤度	自由度	カイ2乗	p値(Prob>ChiSq)
差	0.458622	1	0.917243	0.3382
完全	54.993153			
縮小	55.451774			

R2乗(U)	0.0083
AICc	114.142
BIC	118.75
オブザベーション(または重みの合計)	80

パラメータ推定値

項	推定値	標準誤差	カイ2乗	p値(Prob>ChiSq)
切片	-1.8403574	1.955196	0.89	0.3466
空腹時血糖	0.01868665	0.0197272	0.90	0.3435

推定値は次の対数オッズに対するものです：あり/なし

■ x_6 についてのロジスティック回帰の結果

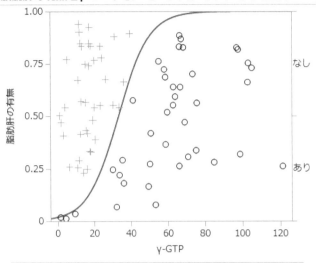

脂肪肝の有無をγ-GTPによってロジスティックであてはめ

モデル全体の検定

モデル	(-1)*対数尤度	自由度	カイ2乗	p値(Prob>ChiSq)
差	32.456310	1	64.91262	<.0001*
完全	22.995464			
縮小	55.451774			

R2乗(U)	0.5853
AICc	50.1468
BIC	54.755
オブザベーション(または重みの合計)	80

パラメータ推定値

項	推定値	標準誤差	カイ2乗	p値(Prob>ChiSq)
切片	-3.954753	0.8433558	21.99	<.0001*
γ-GTP	0.11892429	0.0264342	20.24	<.0001*

推定値は次の対数オッズに対するものです：あり/なし

■ 単変量のロジスティック回帰の結果のまとめ

	説明変数		回帰式					P値	R2乗
x_1	: 年齢	Logit(p)=	3.25502	−	0.064357	*	年齢	0.2327	0.0132
x_2	: BMI	Logit(p)=	−33.62997	+	1.440316	*	BMI	<0.0001	0.4901
x_3	: 総コレステロール	Logit(p)=	−10.67149	+	0.053209	*	総コレステロール	0.0010	0.1234
x_4	: 中性脂肪	Logit(p)=	−7.15210	+	0.059118	*	中性脂肪	<0.0001	0.4249
x_5	: 空腹時血糖	Logit(p)=	−1.84036	+	0.018687	*	空腹時血糖	0.3435	0.0083
x_6	: γ-GTP	Logit(p)=	−3.95475	+	0.118924	*	γ-GTP	<0.0001	0.5853

　BMI、総コレステロール、中性脂肪、γ-GTP の4つの説明変数の P 値が 0.05 未満で有意です。R2 乗の値が最も高いのは x_6 の γ-GTP を説明変数とするロジスティック回帰の結果となっています。

　ところで、ロジスティック回帰の R2 乗は、通常の回帰分析における R2 乗の値に比べて、小さな値となりやすいということに留意してください。したがって、R2 乗の値に重点を置いた考察は避けたほうがいいでしょう。

§2 ロジスティック回帰分析の実践

2-1 ◉ 多変量のロジスティック回帰分析

例題 3-2

例題 3.1 のデータに対して、すべての説明変数を用いたロジスティック回帰分析を適用せよ。

■ロジスティック回帰の結果

＜1＞ 回帰式の有意性

モデル全体の検定				
モデル	(-1)*対数尤度	自由度	カイ2乗	p値(Prob>ChiSq)
差	50.861468	6	101.7229	<.0001*
完全	4.590306			
縮小	55.451774			

ロジスティック回帰を適用して得られた回帰式の P 値は＜0.001 となっており、有意です。

＜２＞ 寄与率 R2 乗

R2乗(U)	0.9172
AICc	24.7362
BIC	39.8548
オブザベーション(または重みの合計)	80

寄与率 R2 乗の値は 0.9172 となっています。

＜３＞ 回帰係数と有意性

パラメータ推定値

項	推定値	標準誤差	カイ2乗	p値(Prob>ChiSq)
切片	-148.05883	147.01086	1.01	0.3139
年齢	-0.1914061	0.6013299	0.10	0.7503
BMI	4.74834981	5.0217349	0.89	0.3444
総コレステロール	0.18883956	0.29431	0.41	0.5211
中性脂肪	0.09799251	0.08237	1.42	0.2342
空腹時血糖	-0.1296937	0.3156262	0.17	0.6811
γ-GTP	0.42967538	0.4743091	0.82	0.3650

推定値は次の対数オッズに対するものです：あり/なし

【回帰式】

次のような回帰式が得られています。

$$
\begin{aligned}
\mathrm{Logit}(p) = &-148.05883 \\
&-0.1914061 \times 年齢 \\
&+4.7483498 \times \mathrm{BMI} \\
&+0.1888395 \times 総コレステロール \\
&+0.0979925 \times 中性脂肪 \\
&-0.1296937 \times 空腹時血糖 \\
&+0.4296753 \times \gamma\text{-GTP}
\end{aligned}
$$

【回帰係数のＰ値】

ロジスティック回帰における回帰係数の検定には、Wald 検定、尤度比検定、スコア検定

の3つがあります。尤度比検定が最も正確であると言われています。先の結果はWald検定の結果です。各回帰係数のP値を見ると、どれも0.05より大きく、有意ではありません。JMPでは次に示すように尤度比検定の結果も算出されますので、尤度比検定の結果も同時に見ておくとよいでしょう。

効果に対する尤度比検定

要因	パラメータ数	自由度	尤度比カイ2乗	p値(Prob>ChiSq)
年齢	1	1	0.11808748	0.7311
BMI	1	1	9.30815298	0.0023*
総コレステロール	1	1	1.36127973	0.2433
中性脂肪	1	1	5.1694445	0.0230*
空腹時血糖	1	1	0.25430195	0.6141
γ-GTP	1	1	25.2564743	<.0001*

尤度比検定の結果では、BMI、中性脂肪、γ-GTPの3つの説明変数のP値が0.05未満で有意となっています。

＜4＞ オッズ比

ロジスティック回帰では、説明変数ごとにオッズ比が算出されます。このことはロジスティック回帰の大きな特徴です。オッズ比とは説明変数の値が1単位変化することで、目的変数の結果にどの程度の影響を与えるかを示す指標です。

単位オッズ比
連続変数が1単位だけ変化した場合

項	オッズ比	下側95%	上側95%	逆数
年齢	0.825797	0.080443	2.313984	1.2109511
BMI	115.3937	1.886922	2.88e+13	0.008666
総コレステロール	1.207847	0.92623	4.811829	0.8279193
中性脂肪	1.102955	1.008667	1.656353	0.9066557
空腹時血糖	0.878364	0.244291	1.31202	1.1384796
γ-GTP	1.536759	1.093663	17.67664	0.6507203

γ-GTPのオッズ比を見ると、1.536759となっています。γ-GTPの値が1単位変化すると、脂肪肝ありのオッズが1.536759倍になることを示しています。オッズ比は1を中心に考えます。ちょうど1のとき、その変数は脂肪肝あり、なしとは何の関係もないことを示しています。オッズ比が1より大きい変数は、その値が大きくなると、脂肪肝になりやすいこ

とを示し、1より小さい変数は、その値が大きくなると、脂肪肝になりにくいことを示しています。

母オッズ比の95％信頼区間も算出されています。γ-GTPの母オッズ比は1.093663〜17.67664となっています。信頼区間が1を含んでいるときには、その変数は有意でないことを示しています。

説明変数が連続変数（数量の変数）のときのオッズ比は単位の取り方で変わるため、各変数のオッズ比を比較しても意味がありません。また、本例題におけるγ-GTPのオッズ比は1.54ですが、この値は1に近いので、脂肪肝の有無にはほとんど影響しないように見えますが、γ-GTPの値が1変わったときの話であることに注意が必要です。そこで、データの範囲内で各説明変数の値が最小値から最大値に変化したときのオッズ比も出力されます。

範囲オッズ比
連続変数が範囲全体で変化した場合

項	オッズ比	下側95%	上側95%	逆数
年齢	0.02175	1.29e-22	19373503	45.976097
BMI	8.13e+16	182.466	2.3e+110	1.231e-17
総コレステロール	23598093	0.001019	2.19e+61	4.2376e-8
中性脂肪	1.573e+8	5.270549	1.62e+42	6.3592e-9
空腹時血糖	0.000187	3.02e-41	64217494	5354.6449
γ-GTP	3.06e+22	48468.81	2e+150	3.266e-23

＜5＞ 予測精度

ロジスティック回帰は、目的変数はカテゴリ変数ですので、得られた回帰式を用いて、カテゴリの種類を正しく予測できているかどうかを見る必要があります。このときに役に立つのが混同行列です。

混同行列
学習

実測値 脂肪肝の有無	予測値 あり	度数 なし
あり	39	1
なし	2	38

実測値 脂肪肝の有無	予測値 あり	割合 なし
あり	0.975	0.025
なし	0.050	0.950

脂肪肝ありの人40人のうち、39人を正しく脂肪肝ありと予測しています。

一方、脂肪肝なしの人40人のうち、38人を正しく脂肪肝なしと予測しています。

【その他の留意点】

得られた回帰式を使って、一人一人の脂肪肝「あり」と「なし」の確率を計算させることができます。JMPではロジスティック回帰の結果を示す[名義ロジスティックのあてはめ]の赤い三角ボタンをクリックして、[確率の計算式の保存]を選ぶと、原データのデータテーブルに確率が出力されます。

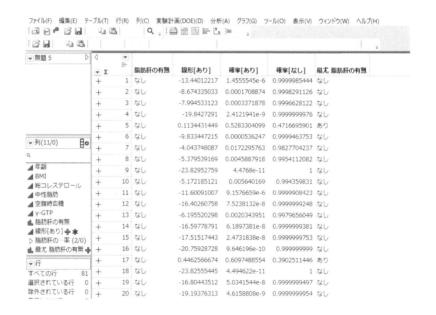

2-2 ● 変数選択

例題 3-3

例題3.1のデータに対して、ステップワイズ法を適用して、ロジスティック回帰を実施せよ。

■ステップワイズ法による変数選択の結果

通常の回帰分析と同様に、ロジスティック回帰においても、目的変数を予測する上で、有効な説明変数が使用され、有効でない説明変数は使用されていない状態を作り出すことが望まれます。ロジスティック回帰でも、ステップワイズ法を使用することができます。

ステップワイズ回帰の設定

停止ルール: 繁値の値
　　　　　　変数を追加するときのp値　　0.2
　　　　　　変数を除去するときのp値　　0.2
方向: 変数増加
ルール: 組み合わせ
学習行　80

現在の推定値

ロック	追加	パラメータ	推定値	自由度	Wald/スコアカイ2乗	"p値"
✓	✓	切片[なし]	111.091266	1	0	1
		年齢	0	1	0.02175	0.88275
	✓	BMI	-3.9669752	1	2.597604	0.10703
		総コレステロール	0	1	0.889378	0.34565
	✓	中性脂肪	-0.0930487	1	2.823127	0.09292
		空腹時血糖	0	1	0.022548	0.88064
	✓	γ-GTP	-0.2893703	1	3.272332	0.07046

BMI、中性脂肪、γ-GTPが選択されます。

(注) ステップワイズ法のときは自動的に脂肪肝なしを1としているので、パラメータの推定値が−になっていることに注意されたい。

§3 ロジスティック回帰分析の拡張

3-1 ◉ 多項ロジスティック回帰分析

例題 3-4

わが国では、認知症高齢者の人数は 600 万人を超え、その中でも軽度認知障害（Mild Cognitive Impairment：MCI）の高齢者が約 400 万人いるとされており深刻である（2023 年推計）。そこで、認知症の研究の一環として、認知症、非認知症、MCI の 3 つのカテゴリを用意して、各カテゴリに属する人を 30 人ずつ、合計 90 人に対して、次の 8 つの項目を記録した。

- x_1　性別
- x_2　年齢
- x_3　訪問回数
- x_4　教育年数
- x_5　MMSE
- x_6　頭蓋内容積
- x_7　nWBV
- x_8　ASF

この 8 つの項目で「認知症、非認知症、MCI」のいずれに属するかを予測することを考える。90 人の記録を整理した結果が表 3.2 である。

表 3.2　データ表

ID	性別	年齢	訪問回数	教育年数	MMSE	頭蓋内容積	nWBV	ASF	群
1	男	87	1	14	27	1987	0.696	0.883	非認知症
2	男	88	2	14	30	2004	0.681	0.876	非認知症
3	女	88	1	18	28	1215	0.71	1.444	非認知症
4	女	90	2	18	27	1200	0.718	1.462	非認知症
5	男	80	1	12	28	1689	0.712	1.039	非認知症
6	男	83	2	12	29	1701	0.711	1.032	非認知症
7	男	85	3	12	30	1699	0.705	1.033	非認知症
8	女	93	1	14	30	1272	0.698	1.38	非認知症
9	女	95	2	14	29	1257	0.703	1.396	非認知症
10	女	78	1	16	29	1333	0.748	1.316	非認知症
11	女	80	2	16	29	1323	0.738	1.326	非認知症
12	女	83	3	16	29	1323	0.718	1.327	非認知症
13	女	81	1	12	30	1230	0.715	1.427	非認知症
14	女	82	2	12	30	1212	0.72	1.448	非認知症
15	女	85	3	12	29	1225	0.71	1.433	非認知症
16	男	80	1	12	29	1783	0.752	0.985	非認知症
17	男	81	3	12	27	1814	0.759	0.968	非認知症
18	男	85	4	12	30	1820	0.755	0.964	非認知症
19	男	86	5	12	27	1813	0.761	0.968	非認知症
20	女	61	1	16	30	1313	0.805	1.337	非認知症
21	女	64	2	16	29	1316	0.796	1.333	非認知症
22	女	69	1	12	29	1365	0.783	1.286	非認知症
23	女	71	2	12	30	1360	0.782	1.291	非認知症
24	女	73	3	12	30	1358	0.775	1.293	非認知症
25	女	74	4	12	30	1353	0.772	1.297	非認知症
26	女	77	1	12	29	1377	0.734	1.275	非認知症
27	女	80	2	12	30	1390	0.735	1.263	非認知症
28	女	60	1	18	30	1402	0.822	1.252	非認知症
29	女	62	2	18	30	1392	0.817	1.261	非認知症
30	女	79	1	16	29	1466	0.703	1.197	非認知症
31	男	75	1	12	23	1678	0.736	1.046	認知症

32	男	76	2	12	28	1738	0.713	1.01	認知症
33	男	80	3	12	22	1698	0.701	1.034	認知症
34	男	71	1	16	28	1357	0.748	1.293	認知症
35	男	73	3	16	27	1365	0.727	1.286	認知症
36	男	75	4	16	27	1372	0.71	1.279	認知症
37	男	68	1	12	27	1457	0.806	1.205	認知症
38	男	69	2	12	24	1480	0.791	1.186	認知症
39	女	66	1	12	30	1447	0.769	1.213	認知症
40	女	68	2	12	29	1482	0.752	1.184	認知症
41	男	76	1	16	21	1602	0.697	1.096	認知症
42	男	77	2	16	16	1590	0.696	1.104	認知症
43	男	88	1	8	25	1651	0.66	1.063	認知症
44	男	90	2	8	23	1668	0.646	1.052	認知症
45	男	72	1	20	26	1911	0.719	0.919	認知症
46	男	76	2	20	25	1926	0.736	0.911	認知症
47	女	86	1	12	21	1247	0.662	1.407	認知症
48	女	87	2	12	21	1250	0.652	1.405	認知症
49	男	82	1	12	27	1420	0.713	1.236	認知症
50	男	84	2	12	27	1445	0.695	1.214	認知症
51	男	64	1	18	22	1547	0.737	1.134	認知症
52	男	66	2	18	21	1562	0.717	1.124	認知症
53	男	90	1	12	21	1307	0.679	1.342	認知症
54	男	92	2	12	24	1311	0.676	1.339	認知症
55	男	82	1	12	27	1477	0.729	1.188	認知症
56	男	85	2	12	29	1487	0.717	1.18	認知症
57	男	88	3	12	26	1483	0.709	1.184	認知症
58	男	89	4	12	26	1485	0.706	1.181	認知症
59	女	81	1	18	26	1174	0.742	1.495	認知症
60	女	83	2	18	25	1179	0.733	1.488	認知症
61	女	87	1	14	30	1406	0.715	1.248	MCI
62	女	88	3	14	29	1398	0.713	1.255	MCI
63	女	92	4	14	27	1423	0.696	1.234	MCI
64	男	80	1	20	29	1587	0.693	1.106	MCI

65	男	82	2	20	28	1606	0.677	1.093	MCI
66	男	84	3	20	26	1597	0.666	1.099	MCI
67	女	86	1	12	30	1430	0.718	1.227	MCI
68	女	88	2	12	30	1445	0.719	1.215	MCI
69	女	91	3	12	28	1463	0.696	1.199	MCI
70	女	71	1	16	27	1289	0.771	1.362	MCI
71	女	73	2	16	28	1295	0.768	1.356	MCI
72	女	75	3	16	28	1314	0.76	1.335	MCI
73	女	85	1	18	29	1264	0.701	1.388	MCI
74	女	87	2	18	24	1275	0.683	1.376	MCI
75	女	83	1	12	28	1383	0.748	1.269	MCI
76	女	84	2	12	27	1390	0.728	1.263	MCI
77	女	69	1	16	30	1404	0.75	1.25	MCI
78	女	74	2	16	30	1423	0.722	1.233	MCI
79	女	75	3	16	30	1419	0.731	1.236	MCI
80	女	67	1	14	30	1508	0.794	1.164	MCI
81	女	71	2	14	26	1529	0.788	1.147	MCI
82	男	79	1	18	29	1644	0.729	1.067	MCI
83	男	81	2	18	29	1654	0.72	1.061	MCI
84	男	81	3	18	29	1647	0.717	1.066	MCI
85	男	84	4	18	29	1668	0.694	1.052	MCI
86	男	86	5	18	30	1670	0.669	1.051	MCI
87	女	65	1	12	30	1340	0.754	1.309	MCI
88	女	67	2	12	25	1331	0.761	1.318	MCI
89	女	78	1	12	29	1475	0.731	1.19	MCI
90	女	81	3	12	28	1495	0.687	1.174	MCI

「認知症、非認知症、MCI」のいずれに属するかを目的変数、8つの調査項目を説明変数とするロジスティック回帰を適用せよ。

■ 多項ロジスティック回帰の結果

　多項ロジスティック回帰は予測する変数であるカテゴリが3つ以上存在するときに適用されます。この例では「認知症」、「非認知症」、「MCI」という3つのカテゴリが存在します。「認知症」と「非認知症」のロジスティック回帰により、「認知症」の確率を算出し、「MCI」と「非認知症」のロジスティック回帰により、「MCI」の確率を算出します。「非認知症」を基準としています。基準とした「非認知症」の確率は、次の式で算出します。

$$「非認知症の確率」＝1－「認知症の確率」－「MCI の確率」$$

　3個のカテゴリがあるときには、2つのロジスティック回帰から確率を算出しますが、k個のカテゴリがあるときには（$k-1$）個のロジスティック回帰から確率を算出することになります。

＜1＞　回帰式の有意性

モデル全体の検定				
モデル	(-1)*対数尤度	自由度	カイ2乗	p値(Prob>ChiSq)
差	62.454408	16	124.9088	<.0001*
完全	36.420698			
縮小	98.875106			

　ロジスティック回帰を適用して得られた回帰式のP値は＜0.001となっており、有意です。

＜2＞　寄与率 R2 乗

R2乗(U)	0.6316
AICc	118.475
BIC	153.838
オブザベーション(または重みの合計)	90

　寄与率 R2 乗の値は 0.6316 となっています。

＜3＞ 回帰係数と有意性

パラメータ推定値

項	推定値	標準誤差	カイ2乗	p値(Prob>ChiSq)
切片	411.453208	112.0097	13.49	0.0002*
性別[女]	1.39720902	1.0397474	1.81	0.1790
年齢	-0.0933185	0.1048882	0.79	0.3736
訪問回数	-0.0394489	0.4528004	0.01	0.9306
教育年数	0.44648897	0.1925034	5.38	0.0204*
MMSE	-1.4948393	0.540498	7.65	0.0057*
頭蓋内容積	-0.108087	0.0324856	11.07	0.0009*
nWBV	-49.940454	26.188562	3.64	0.0565
ASF	-142.41451	40.457513	12.39	0.0004*
切片	241.914428	107.53144	5.06	0.0245*
性別[女]	-2.0247801	1.3683041	2.19	0.1389
年齢	-0.3179074	0.1407059	5.10	0.0239*
訪問回数	-0.0436026	0.6721998	0.00	0.9483
教育年数	-0.1415731	0.2236172	0.40	0.5267
MMSE	-1.814904	0.5554747	10.68	0.0011*
頭蓋内容積	-0.0428664	0.0306324	1.96	0.1617
nWBV	-63.212087	31.691038	3.98	0.0461*
ASF	-44.805028	41.079716	1.19	0.2754

推定値は次の対数オッズに対するものです： MCI/非認知症, 認知症/非認知症

⬇ この結果は次のように2つに分けて見ます。

パラメータ推定値

項	推定値	標準誤差	カイ2乗	p値(Prob>ChiSq)	
切片	411.453208	112.0097	13.49	0.0002*	← 回帰式①
性別[女]	1.39720902	1.0397474	1.81	0.1790	
年齢	-0.0933185	0.1048882	0.79	0.3736	
訪問回数	-0.0394489	0.4528004	0.01	0.9306	
教育年数	0.44648897	0.1925034	5.38	0.0204*	
MMSE	-1.4948393	0.540498	7.65	0.0057*	
頭蓋内容積	-0.108087	0.0324856	11.07	0.0009*	
nWBV	-49.940454	26.188562	3.64	0.0565	
ASF	-142.41451	40.457513	12.39	0.0004*	
切片	241.914428	107.53144	5.06	0.0245*	← 回帰式②
性別[女]	-2.0247801	1.3683041	2.19	0.1389	
年齢	-0.3179074	0.1407059	5.10	0.0239*	
訪問回数	-0.0436026	0.6721998	0.00	0.9483	
教育年数	-0.1415731	0.2236172	0.40	0.5267	
MMSE	-1.814904	0.5554747	10.68	0.0011*	
頭蓋内容積	-0.0428664	0.0306324	1.96	0.1617	
nWBV	-63.212087	31.691038	3.98	0.0461*	
ASF	-44.805028	41.079716	1.19	0.2754	

最後の2行に次のように表示されています。

推定値は次の対数オッズに対するものです： MCI/非認知症, 認知症/非認知症

この表示から、前半の回帰式①はMCIと非認知症の2つのカテゴリに対するロジスティ

§3 ロジスティック回帰分析の拡張　63

ック回帰の結果を、後半の回帰式②は認知症と非認知症の 2 つのカテゴリに対するロジスティック回帰の結果を算出していることがわかります。

【回帰式】

［回帰式①］

$$
\begin{aligned}
\text{Logit}(p) = \ & 411.4532 \\
& + 1.397209 \times 性別[女] \\
& - 0.093319 \times 年齢 \\
& - 0.039449 \times 訪問回数 \\
& + 0.446489 \times 教育年数 \\
& - 1.494839 \times \text{MMSE} \\
& - 0.108087 \times 頭蓋内容積 \\
& - 49.94045 \times \text{nWBV} \\
& - 142.4145 \times \text{ASF}
\end{aligned}
$$

（注）MCI である確率を p とする。

［回帰式②］

$$
\begin{aligned}
\text{Logit}(p) = \ & 241.9144 \\
& - 2.02478 \times 性別[女] \\
& - -0.317907 \times 年齢 \\
& - -0.043603 \times 訪問回数 \\
& + 0.141573 \times 教育年数 \\
& - 1.814904 \times \text{MMSE} \\
& - 0.042866 \times 頭蓋内容積 \\
& - 63.21209 \times \text{nWBV} \\
& - 44.80503 \times \text{ASF}
\end{aligned}
$$

（注）認知症である確率を p とする。

【回帰係数のP値】

[回帰式①] については、次の4つの説明変数が有意となっています。

説明変数	P値
教育年数	0.0204
MMSE	0.0057
頭蓋内容積	0.0009
ASF	0.0004

[回帰式②] については、次の3つの説明変数が有意となっています。

説明変数	P値
年齢	0.0239
MMSE	0.0011
nWBV	0.0461

効果の尤度比検定

要因	パラメータ数	自由度	尤度比カイ2乗	p値(Prob>ChiSq)
性別	2	2	21.7904519	<.0001*
年齢	2	2	6.27784236	0.0433*
訪問回数	2	2	0.0085089	0.9958
教育年数	2	2	13.4285257	0.0012*
MMSE	2	2	25.0234328	<.0001*
頭蓋内容積	2	2	25.3717005	<.0001*
nWBV	2	2	6.18218425	0.0455*
ASF	2	2	29.7877629	<.0001*

尤度比検定の結果は、訪問回数以外はすべて有意となっています。

＜4＞ 予測精度

混同行列によって予測精度を見ます。MCIの30名中25名を正しくMCIと、認知症30名中28名を正しく認知症と、非認知症30名中24名を正しく非認知症と予測しています。

混同行列

学習

実測値群	予測値 度数 MCI	認知症	非認知症
MCI	25	1	4
認知症	1	28	1
非認知症	5	1	24

【その他の留意点】

　ロジスティック回帰の結果を示す[名義ロジスティック]の赤い三角ボタンをクリックして、[保存]➡[確率の計算式の保存]を選ぶと、原データのデータテーブルに各カテゴリに属する確率が出力されます。

	確率[MCI]	確率[認知症]	確率[非認知症]	最尤.群
1	0.000540948	0.0298511013	0.9696079507	非認知症
2	5.0292378e-6	0.000157834	0.9998371367	非認知症
3	0.1555981138	0.0344620907	0.8099397955	非認知症
4	0.1432891804	0.0544166363	0.8022941833	非認知症
5	0.104666078	0.7872957699	0.1080381522	認知症
6	0.0817112174	0.2535820737	0.6647067089	非認知症
7	0.0295835953	0.0443946095	0.9260217952	非認知症
8	0.0342117428	0.0012765408	0.9645117164	非認知症
9	0.0483323261	0.0026472019	0.9490204719	非認知症
10	0.6068616351	0.0148876014	0.3782507634	MCI
11	0.5906439521	0.014537258	0.3948187898	MCI
12	0.7098847937	0.0127524811	0.2773627252	MCI
13	0.0021613066	0.0196141609	0.9782245325	非認知症
14	0.0005252055	0.008519015	0.9909557794	非認知症
15	0.0056133275	0.0392517563	0.9551349162	非認知症
16	0.0024414808	0.018528839	0.9790296801	非認知症
17	0.0097990084	0.1463226429	0.8438783488	非認知症
18	0.0000978175	0.0002393447	0.9996628378	非認知症
19	0.0065455814	0.0287692526	0.9646851659	非認知症
20	0.0412355384	0.0330618325	0.9257026291	非認知症

「最尤群」とは確率に基づいて判定された予測カテゴリのことです。

3-2 ◉ 順序ロジスティック回帰分析

例題 3-5

生活習慣病の代表である糖尿病、食べ過ぎや飲みすぎ、運動不足、ストレスなどの生活習慣が危険因子とされている。糖尿病の重症度を予測するために、60人の患者の重症度と、重症度に関連するであろうと考えられる次の7つの調査項目を記録した。重症度は3段階（1, 2, 3の順に重症）で評価している、

- x_1　性別
- x_2　年齢
- x_3　BMI
- x_4　拡張期血圧
- x_5　皮下脂肪
- x_6　インスリン
- x_7　DM 血糖要因

この結果を一覧表に整理したものが表 3.3 のデータ表である。

表 3.3　データ表

ID	性別	年齢	BMI	拡張期血圧	皮下脂肪	インスリン	DM血統要因	糖尿病重症度
1	男	22	42.9	76	43	0	1.394	3
2	女	28	41.3	66	32	274	0.502	3
3	女	62	34.7	70	99	0	0.575	3
4	男	53	30.5	70	45	543	0.158	3
5	男	39	25.9	74	0	0	1.191	3
6	女	31	36.7	70	39	744	2.329	3
7	女	41	39.8	90	0	0	0.451	3
8	男	57	37.5	76	29	280	0.605	3
9	男	29	36.5	76	36	249	0.875	3
10	女	31	30.9	70	0	0	0.328	3
11	女	55	25.1	70	33	145	0.163	3

12	男	41	35.9	68	28	0	0.745	3
13	女	59	23.5	78	0	0	0.129	3
14	男	67	26.1	80	0	0	0.551	3
15	女	25	34.9	70	31	0	0.241	3
16	女	24	25.9	50	16	375	0.655	3
17	男	34	30.9	68	15	130	0.299	3
18	女	66	35.5	92	0	0	0.278	3
19	男	41	34.3	104	25	0	0.435	3
20	女	29	31.2	64	33	325	0.583	3
21	女	54	33.8	76	0	0	0.121	2
22	男	28	33.3	50	40	167	0.962	2
23	男	27	32.3	80	0	0	0.536	2
24	女	41	31.1	70	26	115	0.205	2
25	男	45	28.9	70	18	122	1.144	2
26	女	49	27.6	78	31	0	0.565	2
27	男	54	35.4	96	0	0	0.232	2
28	女	51	37.6	86	0	0	0.304	2
29	女	31	33.8	60	20	140	0.088	2
30	男	24	31.6	58	0	0	0.151	2
31	女	32	30	68	30	120	0.464	2
32	女	21	24.7	68	0	0	0.206	2
33	女	25	24.3	70	24	110	0.221	2
34	男	21	22.5	96	0	0	0.262	2
35	女	38	34	74	0	0	0.22	2
36	男	30	32.9	68	28	205	0.875	2
37	男	52	28.7	76	24	600	0.687	2
38	男	29	27.6	72	0	0	0.368	2
39	女	36	27.4	70	20	0	0.254	2
40	男	21	35.8	60	32	0	0.514	2
41	女	21	33.2	78	50	45	0.422	1
42	男	22	28	70	27	0	0.586	1
43	女	26	21.8	62	0	0	0.416	1
44	男	22	20.4	48	18	76	0.323	1
45	女	47	35.5	106	23	49	0.285	1
46	男	25	25	70	32	66	0.187	1

47	女	23	20.1	62	13	15	0.257	1
48	男	46	45.3	76	0	0	0.194	1
49	男	42	32	72	23	0	0.6	1
50	女	41	32.6	78	0	0	0.391	1
51	女	46	34.4	82	28	0	0.243	1
52	男	41	32.8	80	37	0	0.096	1
53	男	67	21.7	60	0	0	0.735	1
54	女	22	24.2	56	28	45	0.332	1
55	男	36	25	62	0	0	0.587	1
56	男	37	41	80	32	0	0.346	1
57	女	41	39	68	41	0	0.727	1
58	男	22	32	68	35	0	0.389	1
59	男	21	27.7	74	20	23	0.299	1
60	女	22	24.7	48	20	0	0.14	1

（注）データ中の皮下脂肪やインスリンに0という数値が存在していますが、これは測定不能なほどに0に近いということで、正確に0を意味しているわけではありません。しかし、本例題では0として解析しました。このようなデータは順序尺度などに数値化し直すこともあれば、異常値として除くこともありえます。

重症度を目的変数、7つの調査項目を説明変数とするロジスティック回帰を適用せよ。

■順序ロジスティック回帰の結果

順序ロジスティック回帰は目的変数が段階評定法で得られるような順序尺度のときに利用されるロジスティック回帰です。

＜1＞ 回帰式の有意性

モデル全体の検定

モデル	(-1)*対数尤度	自由度	カイ2乗	p値(Prob>ChiSq)
差	9.767055	7	19.53411	0.0067*
完全	56.149683			
縮小	65.916737			

ロジスティック回帰を適用して得られた回帰式の P 値は 0.0067 となっており、有意です。

＜2＞ 寄与率 R2 乗

R2乗(U)	0.1482
AICc	133.899
BIC	149.148
オブザベーション(または重みの合計)	60

寄与率 R2 乗の値は 0.1482 となっています。

＜3＞ 回帰係数と有意性

パラメータ推定値

項	推定値	標準誤差	カイ2乗	p値(Prob>ChiSq)
切片[1]	4.57306558	1.9844417	5.31	0.0212*
切片[2]	6.36786417	2.075862	9.41	0.0022*
性別[女]	-0.4279694	0.2844016	2.26	0.1324
年齢	-0.0222281	0.0208558	1.14	0.2865
BMI	-0.0521584	0.0508257	1.05	0.3048
拡張期血圧	-0.0276424	0.0268676	1.06	0.3036
皮下脂肪	0.01266756	0.0152371	0.69	0.4058
インスリン	-0.0060594	0.0025302	5.74	0.0166*
DM血統要因	-1.9040663	1.0440627	3.33	0.0682

【回帰式】

$$
\begin{aligned}
\text{Lojit}(p) =\ & 4.573066 \\
& 6.367864 \\
& - 0.427969 \times \text{性別[女]} \\
& - 0.022228 \times \text{年齢} \\
& - 0.052158 \times \text{BMI} \\
& - 0.027642 \times \text{拡張期血圧} \\
& + 0.012668 \times \text{皮下脂肪} \\
& - 0.006059 \times \text{インスリン} \\
& - 1.904066 \times \text{DM血統要因}
\end{aligned}
$$

（注）重症度 1 である確率を p とするとき、Lojit(p) を求める回帰式の定数項は 4.573066 を用います。重症度 2 以下である確率を p とするとき、Logit(p) を求める回帰式の定数項は 6.367864 を用います。各説明変数の回帰係数は共通です。

【回帰係数のＰ値】

インスリンだけが有意となっています。

効果の尤度比検定

要因	パラメータ数	自由度	尤度比カイ2乗	p値(Prob>ChiSq)
性別	1	1	2.23688068	0.1348
年齢	1	1	1.03297722	0.3095
BMI	1	1	1.04931968	0.3057
拡張期血圧	1	1	0.99245367	0.3191
皮下脂肪	1	1	0.61602485	0.4325
インスリン	1	1	6.92824608	0.0085*
DM血統要因	1	1	3.34347728	0.0675

尤度比検定の結果もインスリンだけが有意となっています。

＜4＞　予測精度

混同行列によって予測精度を見ます。重症度1の20名中11名を正しく重症度1と、重症度2の20名中9名を正しく重症度2と、重症度3の20名中11名を正しく予測しています。

混同行列

学習

実測値 糖尿病重症度	予測値 度数 1	2	3
1	11	7	2
2	7	9	4
3	1	8	11

【その他の留意点】

　ロジスティック回帰の結果を示す［ 順序ロジスティックのあてはめ ］の赤い三角ボタンをクリックして、［ 保存 ］➡［ 確率の計算式の保存 ］を選ぶと、原データのデータテーブルに各重症度に属する確率が出力されます。

	累積確率[1]	累積確率[2]	確率[1]	確率[2]	確率[3]	最尤 糖尿病重症度
1	0.1260918584	0.4647669911	0.1260918584	0.3386751328	0.5352330089	3
2	0.0649735253	0.2948806536	0.0649735253	0.2299071283	0.7051193464	3
3	0.306048263	0.7263414367	0.306048263	0.4202931737	0.2736585633	2
4	0.0615761731	0.2831016384	0.0615761731	0.2215254652	0.7168983616	3
5	0.1779873107	0.5658048206	0.1779873107	0.3878175099	0.4341951794	3
6	0.0001445256	0.0008691629	0.0001445256	0.0007246373	0.9991308371	3
7	0.1007689229	0.402776057	0.1007689229	0.3020071341	0.597223943	3
8	0.0571099907	0.2671419288	0.0571099907	0.2100319381	0.7328580712	3
9	0.0857233301	0.3607271245	0.0857233301	0.2750037944	0.6392728755	3
10	0.3284572121	0.7464234732	0.3284572121	0.4179662611	0.2535765268	2
11	0.2511396438	0.6686875902	0.2511396438	0.4175479464	0.3313124098	2
12	0.3260018036	0.7443066188	0.3260018036	0.4183048152	0.2556933812	2
13	0.3113500914	0.7312519112	0.3113500914	0.4199018198	0.2687480888	2
14	0.2478497069	0.6647835321	0.2478497069	0.4169338252	0.3352164679	2
15	0.4422370105	0.8267419388	0.4422370105	0.3845049283	0.1732580612	1
16	0.0803079552	0.3444847828	0.0803079552	0.2641768277	0.6555152172	3
17	0.3981626687	0.7992594027	0.3981626687	0.401096734	0.2007405973	2
18	0.0956939953	0.3890722471	0.0956939953	0.2933782518	0.6109277529	3
19	0.2524215029	0.6701933334	0.2524215029	0.4177718305	0.3298066666	2
20	0.0719355345	0.3180967426	0.0719355345	0.2461612081	0.6819032574	3

　累積確率［1］は重症度1である確率です。累積確率［2］は重症度2以下である確率です。確率［1］は重症度1である確率、確率［2］は重症度2である確率、確率［3］は重症度3である確率を示しています。最尤糖尿病重症度は、最も確率の大きな値を示す重症度で、この数値が予測される重症度となります。

第4章 生存分析

§1 生存分析の概要
§2 比例ハザードモデル

§1 生存分析の概要

1-1 ● 生存分析の基本

■生存分析の目的と手法

　生存分析は着目したイベントが起きるまでの時間と、その時間に影響を与えるであろう原因との関係を把握することを目的としています。イベントとは、ある事象のことで、医療では死亡、生存、疾病の再発などを取り上げることが多いでしょう。したがって、イベントが起きるまでの時間とは、死亡までの時間、再発までの時間を意味します。

　生存分析では、例えば、死亡というイベントに着目するのであれば、累積生存率（あるいは累積死亡率）の分析に統計的方法が使われます。累積生存率の把握にはKaplan-Meier（カプラン-マイヤー）法を用います。また、2つの累積生存率曲線の違いの検定には、Logrank（ログランク）検定と一般化Wilcoxon（ウィルコクソン）検定を用います。一方、死亡の危険率を解析するときには、Cox（コックス）の比例ハザードモデルと呼ばれる方法が使われます。この方法はCox回帰分析とも呼ばれています。この方法を用いれば、治療法や薬剤の効果を交絡変数の影響を除いたうえで危険率の推定や検定を行うことができます。

■生存分析のデータ

　生存分析で基本となる変数は、イベントの発生の有無を示すもの、イベントが発生するまでの時間、治療法あるいは薬剤の種類の3つです。イベントの発生の有無とは、イベントとして死亡を取り上げるのであれば、死亡したか生存かということになります。生存分析のデータには、調査期間内にイベントが発生しない、あるいは、何らかの理由で期間中にイベン

トが発生したかどうかを把握できなくなることがあります。このようなデータは打ち切りデータと呼ばれます。生存分析では打ち切りデータを無視せずに活かした解析手法を用いることになります。

■打ち切り

臨床研究では研究期間が予め定まっているので、研究期間中にイベントが発生せず観察終了時点でもイベントが発生しなければ、その個体（被験者）は打ち切りとして扱います。また、研究期間中に、被験者が引越し等の理由により研究を辞退し研究期間を満了しなかった場合も、その間にイベントが発生しなければ打ち切りとして扱います。

1-2 ● 生存分析の実践

例題 4-1

新しい抗がん剤 A の効果を検証するために、既存の薬剤 B との比較試験を行った。調査期間は 16 カ月とした。薬 A と B のどちらも 25 人の患者に投与して、イベント（生存か死亡か）を記録して、一覧表に整理したものが表 4.1 である。

表 4.1 データ表

ID	薬剤の種類	観察期間	イベント	ID	薬剤の種類	観察期間	イベント
1	A	12	1	26	B	9	1
2	A	12	1	27	B	8	1
3	A	14	1	28	B	10	1
4	A	13	0	29	B	6	1
5	A	11	1	30	B	14	0
6	A	7	1	31	B	16	1
7	A	15	0	32	B	8	1
8	A	8	1	33	B	3	0
9	A	14	0	34	B	7	1
10	A	14	0	35	B	7	1
11	A	13	1	36	B	9	1
12	A	14	1	37	B	6	1
13	A	9	1	38	B	12	1
14	A	15	0	39	B	12	1
15	A	14	0	40	B	9	1
16	A	7	1	41	B	7	1
17	A	16	1	42	B	13	0
18	A	15	0	43	B	14	1
19	A	15	0	44	B	12	1
20	A	12	0	45	B	7	1
21	A	5	0	46	B	14	1
22	A	8	0	47	B	14	1
23	A	11	0	48	B	13	0
24	A	3	0	49	B	6	0
25	A	12	1	50	B	8	1

観察期間の単位は月である。

イベントの0は生存、1は死亡を示す。(0は打ち切り)

このデータに対して生存分析を行え。

■データのグラフ化と要約

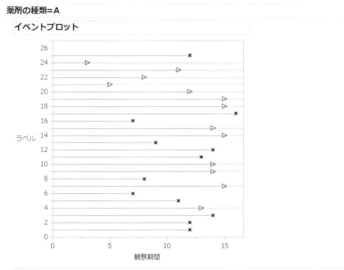

薬剤の種類=B

イベントプロット

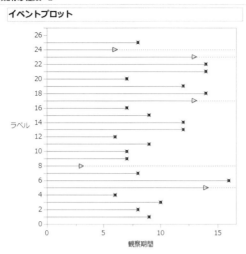

統計量

データの要約

使用されたオブザベーション	25
非打ち切りの個数	20
右側打ち切りの個数	5

ノンパラメトリック推定

開始	終了	中間点推定値	95%時点別信頼区間 下側	95%時点別信頼区間 上側	95%同時区間（Nair） 下側	95%同時区間（Nair） 上側	Kaplan-Meier推定値
6.000000	7.000000	0.04166667	0.02092990	0.27881123	0.00926865	0.46904356	0.0833333
7.000000	8.000000	0.17063492	0.12056161	0.46846190	0.07458655	0.59984941	0.2579365
8.000000	9.000000	0.32341270	0.21598181	0.59514300	0.14588861	0.70333881	0.3888889
9.000000	10.000000	0.45436508	0.32329838	0.71042896	0.23046653	0.79648885	0.5198413
10.000000	12.000000	0.54166667	0.36146844	0.74643527	0.26122594	0.82495703	0.5634921
12.000000	14.000000	0.62896825	0.48321455	0.84672317	0.36026767	0.90169165	0.6944444
14.000000	16.000000	0.78611111	0.63670281	0.96713797	0.43926553	0.98503921	0.8777778
16.000000	16.000000	0.93888889	.	.	.	.	1.0000000

■ Kaplan-Meier 法の結果

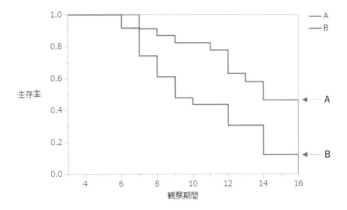

このグラフは Kaplan-Meier 曲線あるいは生存率曲線と呼ばれています。Kaplan-Meier 曲線の横軸は観察期間です。縦軸は生存率で、これは各時点での生存割合を掛け算し累積したもので、累積生存率とも呼ばれています。A のほうが生存率が高いことがわかります。この曲線のもとになるデータは次のようになっています。

A

観察期間	生存率	故障率	生存標準誤差	故障数	打ち切り数	リスク集合の大きさ
0.0000	1.0000	0.0000	0.0000	0	0	25
3.0000	1.0000	0.0000	0.0000	0	1	25
5.0000	1.0000	0.0000	0.0000	0	1	24
7.0000	0.9130	0.0870	0.0588	2	0	23
8.0000	0.8696	0.1304	0.0702	1	1	21
9.0000	0.8238	0.1762	0.0801	1	0	19
11.0000	0.7780	0.2220	0.0877	1	1	18
12.0000	0.6322	0.3678	0.1041	3	1	16
13.0000	0.5795	0.4205	0.1080	1	1	12
14.0000	0.4636	0.5364	0.1133	2	3	10
15.0000	0.4636	0.5364	0.1133	0	4	5
16.0000	0.0000	1.0000	0.0000	1	0	1

§1 生存分析の概要 79

B

観察期間	生存率	故障率	生存標準誤差	故障数	打ち切り数	リスク集合の大きさ
0.0000	1.0000	0.0000	0.0000	0	0	25
3.0000	1.0000	0.0000	0.0000	0	1	25
6.0000	0.9167	0.0833	0.0564	2	1	24
7.0000	0.7421	0.2579	0.0909	4	0	21
8.0000	0.6111	0.3889	0.1015	3	0	17
9.0000	0.4802	0.5198	0.1042	3	0	14
10.0000	0.4365	0.5635	0.1035	1	0	11
12.0000	0.3056	0.6944	0.0962	3	0	10
13.0000	0.3056	0.6944	0.0962	0	2	7
14.0000	0.1222	0.8778	0.0772	3	1	5
16.0000	0.0000	1.0000	0.0000	1	0	1

■生存率曲線の違いの検定

要約

グループ	故障数	打ち切り数	平均	標準誤差
A	12	13	13.347	0.6853
B	20	5	10.4786	0.71808
組み合わせ	32	18	11.9024	0.53406

故障数とは死亡数を意味しています。

分位点

グループ	中央値時間	下側95%	上側95%	25%寿命	75%寿命
A	14	12	16	12	16
B	9	8	12	7	14
組み合わせ	12	9	14	8	16

グループ間での検定

検定	カイ2乗	自由度	p値(Prob>ChiSq)
ログランク	6.8814	1	0.0087*
Wilcoxon	6.8490	1	0.0089*

　ログランク検定と一般化 Wilcoxon 検定のどちらの P 値も 0.05 未満で、薬剤 A と B の生存率曲線（生存時間分布）には差があるという結果になっています。

　ログランク検定と一般化 Wilcoxon 検定のどちらも、次のような 2 × 2 分割表をイベントの発生ごとに作成して、カイ 2 乗統計量を計算していきます。

	死亡	生存
A		
B		

調査期間の前のほうの時点では、死亡者の数は少ないので、対象となる人数は多く、後のほうの時点では、死亡者の数が多くなるので、対象となる人数は少なくなります。このとき、人数の多いときのほうが、少ないときの結果よりも信頼性が高いと考えて、時点ごとの対象となる人数に応じて計算結果に重みを変えるのが一般化 Wilcoxon 検定検定で、どの時点の計算結果も平等に扱うのがログランク検定です。

§2 比例ハザードモデル

　コックス比例ハザードモデル解析とは、危険率を解析する生存分析の多変量解析版です。危険率はハザート比で表します。ハザードとは単位時間あたりのイベント発生率、これを群間比較したものがハザード比です。コックス比例ハザードモデルを適用するためには「比例ハザード性」、すなわち、ハザード比が時間によらず一定という条件が必要です。コックス比例ハザードモデル解析では、治療法や薬剤の効果をハザード比として評価することを目的としますが、例えば年齢や性別などの調整したい変数を共変量としてモデルに組み込むことにより、これらの変数の影響を除いた結果で解釈をすることができます。

2-1 ● 比例ハザードモデルの解析

> 例題 4-2
>
> 表 4.1 に対して、比例ハザードモデルによる解析を適用せよ。

■比例ハザードモデルの結果
＜1＞ モデルの有意性

モデル全体			
イベントの数	32	AICc	BIC
打ち切りの数	18	202.714	204.543
合計数	50		

モデル	(-1)*対数尤度	カイ2乗	自由度	p値(Prob>ChiSq)
差分	2.7456	5.4912	1	0.0191*
完全	100.3153			
縮小	103.0609			

P 値 = 0.0191 < 0.05 なのでモデルは有意となっています。

パラメータ推定値			95%信頼区間（尤度）	
項	推定値	標準誤差	下側	上側
薬剤の種類[A]	-0.4219003	0.183784	-0.796628	-0.068523

薬剤の種類 [A] となっています。これは「A は B に比べて」ということを示しています。推定値は −0.4219 で、− になっています。このことは、A は B に比べて、死亡のハザード（リスク）が低いことを示しています。95％信頼区間が 0 を含んでいなければ、有意水準 5％で有意です。

＜2＞ 説明変数の有意性

効果に対する尤度比検定				
要因	パラメータ数	自由度	尤度比カイ2乗	p値(Prob>ChiSq)
薬剤の種類	1	1	5.49121026	0.0191*

効果に対するWald検定				
要因	パラメータ数	自由度	Waldカイ2乗	p値(Prob>ChiSq)
薬剤の種類	1	1	5.2699201	0.0217*

どちらの検定においてもP値は0.05未満で有意となっています。

この例題では説明変数が1つ（薬剤の種類）だけですので、説明変数に対する尤度比検定のP値と、モデルに対する尤度比検定のP値は一致します。

＜3＞ ハザード比

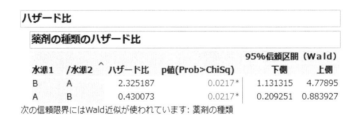

薬剤Bは薬剤Aに比べて死亡に対するハザードが2.325倍になります。

逆に、薬剤Aは薬剤Bに比べて死亡に対するハザードは0.43倍になります。

2-2 ● 比例ハザードモデルの拡張

> **例題 4-3**
>
> 表 4.1 のデータに性別と年齢の情報を追加したものが表 4.2 のデータ表である。このデータに対して、比例ハザードモデルによる解析を適用せよ。
>
> 表 4.2 データ表
>
> | ID | 薬剤の種類 | 性 | 年齢 | 観察期間 | イベント | ID | 薬剤の種類 | 性 | 年齢 | 観察期間 | イベント |
> |---|---|---|---|---|---|---|---|---|---|---|---|
> | 1 | A | 男 | 57 | 12 | 1 | 26 | B | 男 | 49 | 9 | 1 |
> | 2 | A | 男 | 65 | 12 | 1 | 27 | B | 男 | 71 | 8 | 1 |
> | 3 | A | 女 | 69 | 14 | 1 | 28 | B | 男 | 52 | 10 | 1 |
> | 4 | A | 男 | 70 | 13 | 0 | 29 | B | 男 | 67 | 6 | 1 |
> | 5 | A | 女 | 51 | 11 | 1 | 30 | B | 女 | 52 | 14 | 0 |
> | 6 | A | 男 | 67 | 7 | 1 | 31 | B | 女 | 71 | 16 | 1 |
> | 7 | A | 男 | 61 | 15 | 0 | 32 | B | 女 | 54 | 8 | 1 |
> | 8 | A | 男 | 68 | 8 | 1 | 33 | B | 男 | 55 | 3 | 0 |
> | 9 | A | 女 | 71 | 14 | 0 | 34 | B | 女 | 74 | 7 | 1 |
> | 10 | A | 女 | 69 | 14 | 0 | 35 | B | 男 | 50 | 7 | 1 |
> | 11 | A | 男 | 69 | 13 | 1 | 36 | B | 女 | 53 | 9 | 1 |
> | 12 | A | 女 | 68 | 14 | 1 | 37 | B | 男 | 51 | 6 | 1 |
> | 13 | A | 女 | 57 | 9 | 1 | 38 | B | 男 | 50 | 12 | 1 |
> | 14 | A | 男 | 50 | 15 | 0 | 39 | B | 女 | 73 | 12 | 1 |
> | 15 | A | 女 | 54 | 14 | 0 | 40 | B | 男 | 63 | 9 | 1 |
> | 16 | A | 男 | 53 | 7 | 1 | 41 | B | 男 | 54 | 7 | 1 |
> | 17 | A | 女 | 73 | 16 | 1 | 42 | B | 男 | 69 | 13 | 0 |
> | 18 | A | 女 | 59 | 15 | 0 | 43 | B | 男 | 70 | 14 | 1 |
> | 19 | A | 女 | 59 | 15 | 0 | 44 | B | 男 | 72 | 12 | 1 |
> | 20 | A | 女 | 61 | 12 | 0 | 45 | B | 男 | 58 | 7 | 1 |
> | 21 | A | 女 | 54 | 5 | 0 | 46 | B | 女 | 62 | 14 | 1 |
> | 22 | A | 女 | 47 | 8 | 0 | 47 | B | 女 | 48 | 14 | 1 |
> | 23 | A | 女 | 48 | 11 | 0 | 48 | B | 女 | 61 | 13 | 0 |
> | 24 | A | 男 | 53 | 3 | 0 | 49 | B | 男 | 57 | 6 | 0 |
> | 25 | A | 女 | 59 | 12 | 1 | 50 | B | 男 | 72 | 8 | 1 |

■比例ハザードモデルの結果

＜1＞ モデルの0有意性

モデル全体

イベントの数	32		AICc	BIC
打ち切りの数	18		199.381	204.595
合計数	50			

モデル	(-1)*対数尤度	カイ2乗	自由度	p値(Prob>ChiSq)
差分	6.6312	13.2623	3	0.0041*
完全	96.4297			
縮小	103.0609			

P値 = 0.0041 < 0.05 なのでモデルは有意となっています。

パラメータ推定値

項	推定値	標準誤差	95%信頼区間（尤度）下側	上側
薬剤の種類[A]	-0.405869	0.1850931	-0.783021	-0.049909
性[女]	-0.5278064	0.1948699	-0.922131	-0.150825
年齢	-0.0220777	0.0217635	-0.064823	0.0211051

　薬剤の種類［A］、性［女］となっています。推定値はどちらも－になっています。このことは、AはBに比べて、女は男に比べて、死亡のハザード（リスク）が低いことを示しています。年齢も－になっています。年齢が高いほうがハザードが低いことを示しています。ただし、年齢については、95%信頼区間が0を含んでいますので、有意ではありません。

＜2＞ 説明変数の有意性

効果に対する尤度比検定

要因	パラメータ数	自由度	尤度比カイ2乗	p値(Prob>ChiSq)
薬剤の種類	1	1	5.00531557	0.0253*
性	1	1	7.53150066	0.0061*
年齢	1	1	1.01983063	0.3126

効果に対するWald検定

要因	パラメータ数	自由度	Waldカイ2乗	p値(Prob>ChiSq)
薬剤の種類	1	1	4.80829744	0.0283*
性	1	1	7.33600502	0.0068*
年齢	1	1	1.02909003	0.3104

尤度比検定においても、Wald 検定においても、薬剤の種類と性の P 値は 0.05 未満で有意です。年齢の P 値は 0.05 より大きく、有意ではありません。

＜3＞ ハザード比

単位ハザード比
連続変数が1単位だけ変化した場合

項	ハザード比	下側95%	上側95%	逆数
年齢	0.978164	0.937233	1.021329	1.0223233

範囲ハザード比
連続変数が範囲全体で変化した場合

項	ハザード比	下側95%	上側95%	逆数
年齢	0.550957	0.173735	1.767978	1.8150244

年齢のような数値変数（連続尺度の変数）では、単位ハザード比と範囲ハザード比が求められます。単位ハザード比は説明変数が 1 単位（この例では 1 歳）だけ変化したときのハザード比で、範囲ハザード比は年齢が最小値から最大値まで（この例では 47 歳から 74 歳まで）変化したときのハザード比です。ハザード比の信頼区間が 1 を含んでいるので有意ではありません。

薬剤の種類のハザード比

水準1	/水準2	ハザード比	p値(Prob>ChiSq)	95%信頼区間 (Wald) 下側	上側
B	A	2.251818	0.0283*	1.090009	4.651964
A	B	0.444086	0.0283*	0.214963	0.917423

性のハザード比

水準1	/水準2	ハザード比	p値(Prob>ChiSq)	95%信頼区間 (Wald) 下側	上側
男	女	2.873736	0.0068*	1.33875	6.168705
女	男	0.347979	0.0068*	0.162109	0.746965

薬剤の種類のハザード比の値から、B は A に比べて、ハザードが 2.2518 倍になることを示しています。

また、性のハザード比の値から、男は女に比べて、ハザードが 2.8737 倍になることを示しています。

コラム　要因の探索と調整

　例題 4.2 では、説明変数として、薬剤の種類、性、年齢を取り上げました。複数の説明変数を取り上げる場合、要因の探索を行うのか、効果の検証を行うのかで、各説明変数の役割が異なります。

（1）要因の探索

　薬剤の種類、性、年齢のうち、どの説明変数が目的変数（ハザード）に影響を与えているかを知りたいというねらいで解析をするときには、3 つの説明変数はどれも平等に扱うことになります。このとき、各説明変数はお互いに無関係であることが理想的です。

（2）要因の調整

　薬剤の効果を知りたいが、薬剤以外の要因（この場合は性と年齢）の影響を排除した上で、薬剤の効果を知りたいという目的のときには、3 つの説明変数は平等ではなく、性や年齢の効果には興味がありません。このようなときには、性と年齢で調整するために説明変数として使っていることになります。

　なお、調整する方法としては、説明変数として取り上げるという方法だけでなく、性であるならば、男女別に解析をすることで、性の影響を調整することもできます。このような解析を層別解析と呼んでいます。

第5章 決定木分析

§1 決定木分析の基本
§2 決定木分析の実践

§1 決定木分析の基本

1-1 ◉ 決定木分析とは

■決定木の目的

　決定木分析は、数値変数を予測するために使う回帰分析、カテゴリ変数を予測するために使うロジスティック回帰分析と同じ目的で使われますが、決定木は特に目的変数と説明変数の関係が線形でないときや、説明変数間の交互作用（組合せ効果）を考慮して、目的変数を予測する必要がありときに有効です。交互作用については、解析前に交互作用の有無を想定できない場合もあるので、通常の回帰分析やロジスティック回帰と併用するといいでしょう。

■決定木の種類

　決定木は数値変数を目的変数とする回帰の木と、カテゴリ変数を目的変数とする分類の木があります。JMPではどちらもパーティションという手法として実行することができます。

　説明変数には数値変数とカテゴリ変数のどちらも利用することができます。混在していても、していなくてもかまいません。

　なお、JMPのパーティションとは異なる決定木の種類を紹介しておきましょう。

① 目的変数が数値変数、説明変数がすべてカテゴリ変数のとき

　　➡　AID　（Auto Interaction Detection　自動交互作用検出）

② 目的変数がカテゴリ変数、説明変数がすべてカテゴリ変数のとき

　　➡　CHAID（Chi-squared Automatic Interaction Detection　カイ2乗自動交互作用検出）

③ 目的変数が数値変数

　説明変数が数値変数またはカテゴリ変数または混在
- ➡ CART（Classification and Regression Trees　分類と回帰の木）
　の中の「回帰の木」

④ 目的変数がカテゴリ変数

　説明変数が数値変数またはカテゴリ変数または混在
- ➡ CART（Classification and Regression Trees　分類と回帰の木）
　の中の「分類の木」

近年では、複数の決定木で得られた結果を統一・融合するアンサンブル学習（バギング、ランダムフォレストなど）が、単一の決定木分析に比べ頑健（過学習が起こりにくい）であることから注目されています。

1-2 ◉ 決定木の簡単な例

■簡単な例1

次に示す散布図のような関係にある目的変数 y と説明変数 x があるとしましょう。どちらも数値変数です。

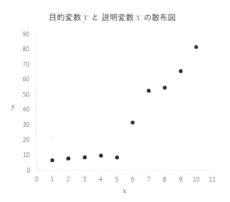

x の値が5以下と、6以上で y との関係が大きく異なることがわかります。このデータに決定木（回帰の木）を適用すると、次のようなツリー図が作成されます。

ツリーの中の一つ一つの枠はJMPでは「葉」と呼んでいます。「ノード」とも呼ばれています。最初の葉は次のようになっています。

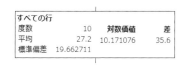

サンプルサイズ　$n = 10$

目的変数yの平均値　　$= 27.2$

目的変数yの標準偏差　$= 19.6627$

であることが示されています。

このデータをxの値のどこで2つに分けると、yの平均値の差が最も大きくなるかを探してくれるのです。次の葉を見ると、その値が分かります。

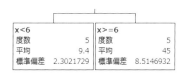

xの値を6を境に2つに分けるとよいことが示されています。

　$x < 6$のとき

　　　サンプルサイズ　$n = 5$

　　　目的変数yの平均値　　$= 9.4$

　　　目的変数yの標準偏差$= 2.3031$

　$x \geqq 6$のとき

　　　サンプルサイズ　$n = 5$

　　　目的変数yの平均値　　$= 45$

　　　目的変数yの標準偏差$= 8.5146$

上記のことは、$x < 6$のときはyの値の予測値は9.4とし、$x \geqq 6$のときはyの値の予測値は45とするということを意味しています。

§1　決定木分析の基本

■簡単な例 2

　右のグラフに示すようなデータがあるとしましょう。縦軸の数値は健康状態を示す架空のスコアです。A1 と A2 は投与した薬の種類です。手術をして、A2 を投与すると良い効果が得られています。手術をしないときには、A1 と A2 に効果の差は見られません。したがって、手術の有無と薬の種類には交互作用があることを示してます。

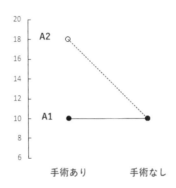

このグラフの原データは次の通りで、グラフには平均値をプロットしています。

ID	薬	手術	スコア
1	A1	あり	10
2	A1	あり	11
3	A1	あり	9
4	A2	あり	21
5	A2	あり	13
6	A2	あり	20
7	A1	なし	10
8	A1	なし	12
9	A1	なし	8
10	A2	なし	10
11	A2	なし	8
12	A2	なし	12

このデータを決定木で分析すると、次のようなツリー図が得られます。

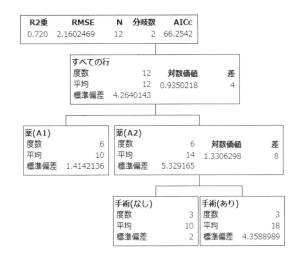

最初に薬の種類で分かれ、薬A2のときだけ、手術ありとなしに分かれています。これは交互作用があることを示しています。

■簡単な例3

第3章§1のロジスティック回帰で示した例を再度取り上げます。

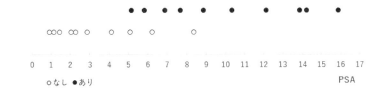

このデータに決定木（分類の木）を適用すると、次のようなツリー図が作成されます。

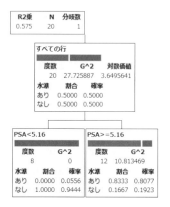

PSA = 5.16 を閾値として、癌のありとなしを見分けるとよいことを示しています。ちなみに、ロジスティック回帰のときは PSA = 6.19 が閾値でした。

§2 決定木分析の実践

2-1 ● 回帰の木

> **例題 5-1**
>
> 例題 2.1 のデータに対して、肝再生速度を目的変数とする決定木(回帰の木)分析を適用せよ。

■決定木分析の結果

＜1＞ 予測グラフ

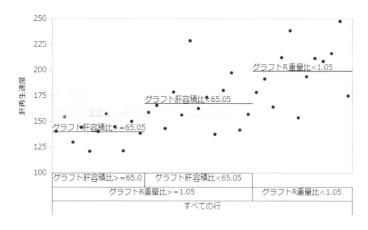

＜2＞　ツリー図

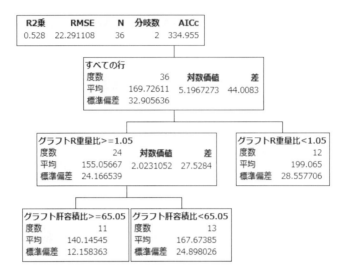

ツリー図から次のような規則が生成されていることが読み取れます。

　　グラフトR重量比 < 1.05 のとき　肝再生速度 = 199.065　と予測

　　グラフトR重量比 ≧ 1.05 のとき

　　　　グラフト肝容積比 ≧ 65.05　のとき　肝再生速度 = 140.14545　と予測

　　　　グラフト肝容積比 < 65.05　のとき　肝再生速度 = 167.67385　と予測

　決定木を実行するとき、木をどこまで広げるかを決めておかないと、多数の、しかも、場合によっては無意味な葉ができてしまいます。統計的にこれ以上の分割は無意味であるという基準のほかに、解析者が任意に設定するのが「分岐の最小サイズ」です。これは1つの葉の中のデータの数を意味しています。本例題では10としています。

＜3＞ 目的変数に対する各説明変数の寄与率

　葉が多くなると、どの説明変数が目的変数の予測に寄与しているかわかりにくくなります。このようなときには、列の寄与を示す図が有効です。

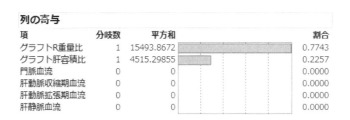

　ツリー図に現れない説明変数は、目的変数の予測に寄与していないと判断します。寄与していないと判断された説明変数は寄与の割合は0となっています。

＜4＞ 葉のレポート

　寄与率と同様に、葉の数が多くなると、目的変数を予測する規則も複雑になり、ツリー図から目で見て規則を把握することは難しくなります。このようなときには、葉のレポート機能を利用すると、次のように目的変数の予測方法を図を読み取らずに把握することができます。

　葉のレポートから、どのような条件のときに、肝再生速度の値が大きくなるか、あるいは、小さくなるのかを探索することができます。

§2　決定木分析の実践　99

2-2 ● 分類の木

> **例題 5-2**
>
> 例題 3-1 のデータに対して、脂肪肝の有無を目的変数として、決定木（分類の木）分析を適用せよ。

■決定木分析の結果

＜１＞ 予測グラフ

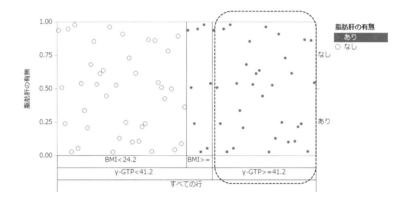

γ-GTP $\geqq$ 41.2 のときには、すべての人に脂肪肝がありとなっていることが読み取れます。

＜2＞ ツリー図

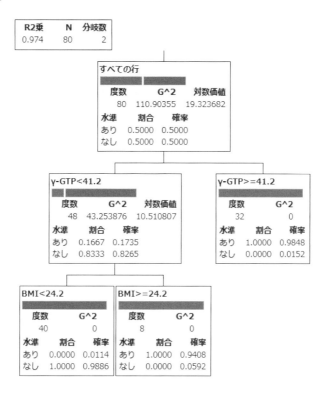

ツリー図から次のような規則が生成されていることが読み取れます。

γ-GTP ≧ 41.2 のとき　脂肪肝あり　と予測

γ-GTP < 41.2 のとき

　　BMI ≧ 24.2 のとき　脂肪肝あり　と予測

　　BMI < 24.2 のとき　脂肪肝なし　と予測

＜3＞ 目的変数に対する各説明変数の寄与率

項	分岐数	G^2	割合
γ-GTP	1	67.6496728	0.6100
BMI	1	43.2538761	0.3900
年齢	0	0	0.0000
総コレステロール	0	0	0.0000
中性脂肪	0	0	0.0000
空腹時血糖	0	0	0.0000

γ-GTPとBMIが寄与していることがわかります。

＜4＞ 葉のレポート

決定木分析で得られた予測方法により、脂肪肝あり、なしを予測した結果が示されます。

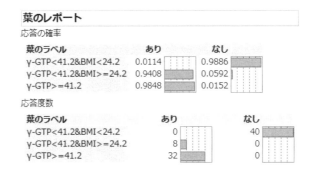

コラム　決定木とロジスティック回帰

例題 5-2 は例題 3-1 のデータと同一のものです。そこで、ロジスティック回帰のときの結果と比べてみましょう。脂肪肝の有無を目的変数として、ステップワイズ法で変数選択したロジスティック回帰の結果は次のようになっています。

現在の推定値

ロック	追加	パラメータ	推定値	自由度	Wald/スコアカイ2乗	"p値"
✓	✓	切片[なし]	111.091266	1	0	1
□	□	年齢	0	1	0.02175	0.88275
□	✓	BMI	-3.9669752	1	2.597604	0.10703
□	□	総コレステロール	0	1	0.889378	0.34565
□	✓	中性脂肪	-0.0930487	1	2.823127	0.09292
□	□	空腹時血糖	0	1	0.022548	0.88064
□	✓	γ-GTP	-0.2893703	1	3.272332	0.07046

BMI、中性脂肪、γ-GTP が選択されています。この 3 つの説明変数を使って、ロジスティック回帰を実施した結果は次のようになります。

パラメータ推定値

項	推定値	標準誤差	カイ2乗	p値(Prob>ChiSq)
切片	-111.09127	65.545753	2.87	0.0901
BMI	3.96697522	2.461348	2.60	0.1070
中性脂肪	0.09304868	0.055379	2.82	0.0929
γ-GTP	0.28937034	0.1599651	3.27	0.0705

推定値は次の対数オッズに対するものです：あり/なし

効果に対する尤度比検定

要因	パラメータ数	自由度	尤度比カイ2乗	p値(Prob>ChiSq)
BMI	1	1	20.3666357	<.0001*
中性脂肪	1	1	7.87305542	0.0050*
γ-GTP	1	1	26.5094613	<.0001*

§2　決定木分析の実践　103

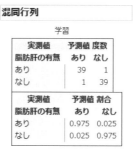

正解率は $(37 + 38)/80 = 0.9375 = 93.75\%$ となっています。

一方、決定木では BMI と γ-GTP がツリー図に現れています。ロジスティック回帰の結果との違いは、ステップワイズにおける変数選択の基準と決定木におけるツリーの停止基準の違い、計算方法の違いのほかに、ツリーの停止基準として、サンプルサイズも設定していることに起因します。この2つの説明変数を使って、ロジスティック回帰を実施した結果は次のようになります。

項	推定値	標準誤差	カイ2乗	p値(Prob>ChiSq)
切片	-74.353675	31.587427	5.54	0.0186*
BMI	2.94937908	1.2742808	5.36	0.0206*
γ-GTP	0.19435425	0.0800054	5.90	0.0151*

推定値は次の対数オッズに対するものです:あり/なし

混同行列

学習

実測値 脂肪肝の有無	予測値 あり	度数 なし
あり	37	3
なし	1	39

実測値 脂肪肝の有無	予測値 あり	割合 なし
あり	0.925	0.075
なし	0.025	0.975

正解率は $(37 + 39)/80 = 0.95 = 95\%$ となっています。正解率は BMI、中性脂肪、γ-GTP の3つの説明変数を用いたときと、わずかに異なっていることがわかります。

さて、決定木は説明変数間の交互作用があるときに、有効な手法です。この例では、γ-GTP $\geq$ 41.2 のときには、そこから先の分割は行わずに、ここで分割は終了していますが、γ-GTP $<$ 41.2

のときには、さらに、BMI で分割する葉が登場しています。このことから、γ-GTP と BMI の交互作用があることが示唆されます。そこで、ロジスティック回帰において、交互作用項を取り入れてみることにします。

パラメータ推定値		推定値	標準誤差	カイ2乗	p値(Prob>ChiSq)
切片	不安定	-2663.0722	388650.33	0.00	0.9945
BMI	不安定	107.103861	15665.626	0.00	0.9945
γ-GTP	不安定	4.1727768	599.13279	0.00	0.9944
(BMI-23.4413)*(γ-GTP-39.4625)	不安定	-2.8464915	415.15715	0.00	0.9945

推定値は次の対数オッズに対するものです：あり/なし

(BMI − 23.4413)*(γ-GTP − 39.4625) とあるのが、交互作用項です。通常、交互作用項は BMI * γ-GTP としますが、JMP では各説明変数の平均値である 23.4413 と 39.4625 を引いてから積の項を作っています。このほうが多重共線性を避けることができるからです。この回帰式の正解率は次のようになります。

混同行列

学習

実測値	予測値 度数	
脂肪肝の有無	あり	なし
あり	40	0
なし	0	40

実測値	予測値 割合	
脂肪肝の有無	あり	なし
あり	1.000	0.000
なし	0.000	1.000

正解率が 100％であることがわかります。

ロジスティック回帰における完全分離の問題

　先の結果を再度取り上げてみましょう。説明変数の横に「不安定」と表示されています。また、標準誤差が非常に大きな値（推定値よりも大きい）になっている、正解率100%の回帰式が得られているにもかかわらず、BMIとγ-GTP、および交互作用のP値がいずれも1に近く、まったく役に立っていないという不可解な結果が示されています。この原因は正解率が100%になっていることにあります。これは脂肪肝の「あり」と「なし」を完全に予測できていることになりますが、言い方を変えれば、完全に分離できていることを示しています。完全に分離できているときには、回帰係数が一意に決まらず、不安定になってしますのです。このような状態をロジスティック回帰における完全分離問題と呼んでいます。この問題に対処するための特殊な方法として、Firth法と呼ばれる方法や、正確な確率計算に基づくやExcact法などが提案されいます。

　なお、尤度比検定を適用すると、次のようにP値が算出されます。

効果に対する尤度比検定

要因	パラメータ数	自由度	尤度比カイ2乗	p値(Prob>ChiSq)
BMI	1	1	34.4416113	<.0001*
γ-GTP	1	1	50.0796551	<.0001*
BMI*γ-GTP	1	1	18.4419416	<.0001*

例題 5-3

例題 3-4 のデータに対して、認知症の状態（認知症、非認知症、MCI）を目的変数として、決定木（分類の木）分析を適用せよ。

■決定木分析の結果
＜1＞　予測グラフ

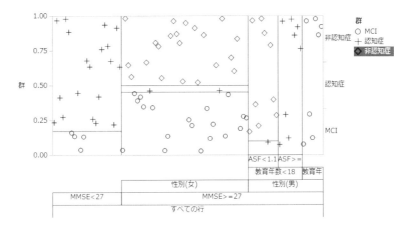

MMSE < 27 の人には非認知症がいない

MMSE > 27 で女の人は非認知症が多い

といったことがわかります。

＜2＞ ツリー図

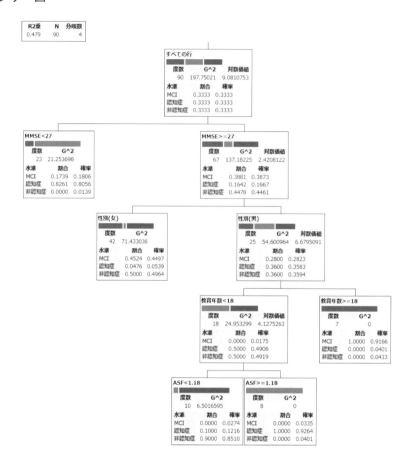

＜3＞ 目的変数に対する各説明変数の寄与率

項	分岐数	G^2	割合
MMSE	1	39.314262	0.3989
教育年数	1	29.6476659	0.3008
ASF	1	18.451639	0.1872
性別	1	11.1482521	0.1131
年齢	0	0	0.0000
訪問回数	0	0	0.0000
頭蓋内容積	0	0	0.0000
nWBV	0	0	0.0000

MMSE、教育年数、ASF、性別が目的変数の予測に寄与していることがわかります。

＜4＞ 葉のレポート

決定木分析で得られた予測方法により、MCI、認知症、非認知症を予測した結果が示されます。

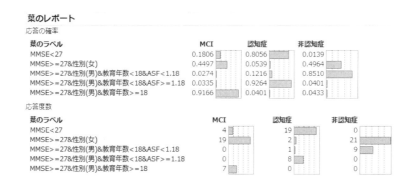

§2 決定木分析の実践 109

第6章 多変量分散分析

§1　多変量分散分析の実際
§2　多変量分散分析の背景

§1 多変量分散分析の実際

多変量分散分析（MANOVA）は、複数の説明変数と目的変数を同時に扱う統計的手法です。例えば、血液検査の項目を説明変数、肝機能と腎機能を目的変数としたときに、血液検査の項目と肝機能、血液検査の項目と腎機能といったそれぞれの関係がわかります。

1-1 ◉ 予備的解析

例題 6-1

ある疾患患者のQOL（生活の質）が治療法により差があるかどうかを検証するための調査を実施した。調査の対象としている治療法は3通り（A_1、A_2、A_3）あり、それぞれの治療を受けた患者を6人ずつ無作為に抽出した。QOLは肉体的なもの（QOL1）と精神的なもの（QOL2）を評価して、それぞれを100点満点でスケール化した。調査結果は以下の通りである。

表 6.1　データ表

治療法	QOL1	QOL2	治療法	QOL1	QOL2	治療法	QOL1	QOL2
A_1	54	55	A_2	66	71	A_3	64	64
A_1	60	59	A_2	67	62	A_3	59	63
A_1	61	64	A_2	64	67	A_3	67	67
A_1	58	56	A_2	72	74	A_3	66	60
A_1	59	60	A_2	63	64	A_3	65	68
A_1	57	57	A_2	61	63	A_3	70	71

治療法によってQOL1およびQOL2に差があるかどうかを解析せよ。

■1変量解析
　この例題はQOL1とQOL2の2つの変数を特性値（目的変数）とするデータです。注目する特性値が2つ以上あるデータを解析するときには、多変量分散分析（MANOVA）を適用することができます。しかし、その前段階の予備的解析として、特性値ごとに1変量の分散分析を行っておくことにします。この解析結果は多変量分散分析の結果を解釈するときにも役に立つものです。

■解析結果
【1】データのグラフ化
① QOL1についてのドットプロット

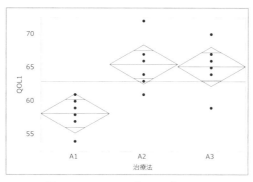

図6.1　QOL1のドットプロット

A_1は、A_2とA_3に比べてQOL1の評価が低い値になっています。

② QOL2 についてのドットプロット

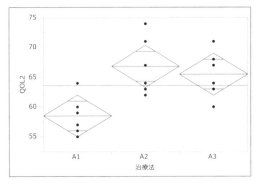

図 6.2　QOL2 のドットプロット

QOL2 も QOL1 と同様に、A_1 は A_2 と A_3 に比べて低い評価になっています。
（注）[分析] ＞ [二変量の関係] から作成します。

【2】分散分析の結果
① QOL1 についての分散分析表と区間推定

表 6.2　QOL1 の分散分析表

要因	自由度	平方和	平均平方	F値	p値(Prob>F)
治療法	2	205.77778	102.889	9.0166	0.0027
誤差	15	171.16667	11.411		
全体(修正済み)	17	376.94444			

これにより、治療法の p 値は 0.0027 で有意です。3 つの治療法には QOL1 に差があることがわかります。また、治療法ごとの QOL1 の母平均の区間推定の結果は次のようになります。

表 6.3　治療法ごとの QOL1 の母平均の区間推定

各水準の平均					
水準	数	平均	標準誤差	下側95%	上側95%
A1	6	58.1667	1.3791	55.227	61.106
A2	6	65.5000	1.3791	62.561	68.439
A3	6	65.1667	1.3791	62.227	68.106

平均の標準誤差および信頼区間は、各グループの誤差分散がすべて等しいと仮定したときのものです

② QOL2 についての分散分析表と区間推定

表 6.4　QOL2 の分散分析表

分散分析					
要因	自由度	平方和	平均平方	F値	p値(Prob>F)
治療法	2	240.44444	120.222	7.3356	0.0060
誤差	15	245.83333	16.389		
全体(修正済み)	17	486.27778			

　これにより、治療法の p 値は 0.0060 で有意です。3 つの治療法には QOL2 に差があることがわかります。また、治療法ごとの QOL2 の母平均の区間推定の結果は次のようになります。

表 6.5　治療法ごとの QOL2 の母平均の区間推定

各水準の平均					
水準	数	平均	標準誤差	下側95%	上側95%
A1	6	58.5000	1.6527	54.977	62.023
A2	6	66.8333	1.6527	63.311	70.356
A3	6	65.5000	1.6527	61.977	69.023

平均の標準誤差および信頼区間は、各グループの誤差分散がすべて等しいと仮定したときのものです

（注）［ 分析 ］＞［ 二変量の関係 ］から実行します。

1-2 ◉ 多変量分散分析の適用

■相関関係

ここまでの予備的解析の結果から、3つの治療法はQOL1とQOL2の双方に影響を与えていることがわかります。さて、ここまでの解析にはQOL1とQOL2の関係を考慮していません。すなわち、QOL1の評価が高い患者はQOL2の評価も高い、あるいは、QOL1の評価が高い患者はQOL2の評価は逆に低いといった正または負の相関関係を無視した解析になっています。このような相関関係を考慮した分散分析を行う方法が多変量分散分析です。まずは、QOL1とQOL2の関係を散布図で視覚的に把握しておきます。

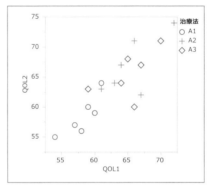

図 6.3　QOL1 と QOL2 の散布図

QOL1 と QOL2 には正の相関関係が見られます。

■多変量分散分析の検定仮説

治療法ごとの QOL1 の母平均を μ_{11}、μ_{12}、μ_{13} と表記し、QOL2 の母平均を μ_{21}、μ_{22}、μ_{23} と表記します。

多変量分散分析では、以下に示す2つの仮説を同時に検定します。

$$\text{帰無仮説 } H_0(1) : \mu_{11} = \mu_{12} = \mu_{13}$$
$$\text{帰無仮説 } H_0(2) : \mu_{21} = \mu_{22} = \mu_{23}$$

1変量の分散分析では、上記の2つの仮説をそれぞれ別個に検定していたことになります。なお、多変量分散分析では、ベクトル表示にして2つの仮説を以下のように1つにまとめて示すのが一般的です。

$$\text{帰無仮説 } H_0 : \mu_1 = \mu_2 = \mu_3$$

■ 多変量分散分析の検定統計量

例題7-1のデータに多変量分散分析を適用すると、次のような結果が得られます。

表 6.6　主効果の検定

治療法					
検定	値	近似のF検定	分子自由度	分母自由度	p値(Prob>F)
Wilksのλ	0.4256899	3.7288	4	28	0.0149 *
Pillaiのトレース	0.5856587	3.1056	4	30	0.0298 *
Hotelling-Lawley	1.3224688	4.5416	4	15.818	0.0123 *
Royの最大根	1.3019932	9.7649	2	15	0.0019 *

多変量分散分析では、Wilksのλ、Pillaiのトレース、Hotelling-Lawley、Royの最大根の4つの検定統計量が提唱されています。この4つの検定統計量のうち、どのp値を使って結論を下すかを解析者が決める必要があります。本例題では、どの統計量を用いてもp値は0.05未満ですから、治療法は有意であるという同じ結論になりますが、常に同じ結論になるとは限りません。結論が異なるときには、どの統計量を用いるかという選択の問題にぶつかります。このときに、どの検定結果を採用すべきかという明確な選択基準が存在するわけではありませんが、Wilksのλが最も広く頻繁に用いられているようです。

§2 多変量分散分析の背景

2-1 ◉ 多変量分散分析の理論的背景

■ 1 変量分散分析における平方和

再度、1 変量の分散分析表を以下に示します。

表 6.7　QOL1 の分散分析表

分散分析					
要因	自由度	平方和	平均平方	F値	p値(Prob>F)
治療法	2	205.77778	102.889	9.0166	0.0027 *
誤差	15	171.16667	11.411		
全体(修正済み)	17	376.94444			

表 6.8　QOL2 の分散分析表

分散分析					
要因	自由度	平方和	平均平方	F値	p値(Prob>F)
治療法	2	240.44444	120.222	7.3356	0.0060 *
誤差	15	245.83333	16.389		
全体(修正済み)	17	486.27778			

ここで、治療法の平方和を S_H、誤差の平方和を S_E と表示しますと、

QOL1 については …… $S_{H1} = 205.7778$、$S_{E1} = 171.16667$

QOL2 については …… $S_{H2} = 240.4444$、$S_{E2} = 245.83333$

となります。

■ 多変量分散分析における平方和の行列

多変量分散分析では、次に示す行列 E と H が重要な役割を果たします。

表 6.9　E および H 行列

```
E
              QOL1        QOL2
QOL1   171.166667       141.5
QOL2        141.5  245.833333

モデル全体 H
              QOL1        QOL2
QOL1   205.777778  221.111111
QOL2   221.111111  240.444444
```

行列 E の対角要素は 1 変量の誤差の平方和、行列 H の対角要素は 1 変量の治療法の平方和と一致します。

ここで、多変量分散分析では E の逆行列である E^{-1} と行列 H の積 $E^{-1}H$ を計算して、その固有値と固有ベクトルを求める計算を行います。

その結果が JMP では次のように示されます。

表 6.10　固有値と固有ベクトル

```
         固有値        正準相関
      1.3019932   0.75205974
      0.02047564  0.14165027
固有ベクトル
QOL1  0.05307713   -0.091261
QOL2  0.02458198   0.08459431
```

第 1 固有値と第 2 固有値を λ_1 と λ_2 と表現すると、

$$\lambda_1 = 1.3019932$$

$$\lambda_2 = 0.0204756$$

となっています。これら固有値の値が先に示した 4 つの検定統計量の出発点になっています。

§2　多変量分散分析の背景　119

2-2 ◉ 多変量分散分析における 4 つの検定統計量

■ Wilks の λ

Wilks の λ は次のように計算されます。

$$\lambda = \prod_{i=1}^{2} \frac{1}{1+\lambda_i} = \frac{1}{1+\lambda_1} \times \frac{1}{1+\lambda_2}$$

$$= \frac{1}{1+1.3019932} \times \frac{1}{1+0.0204756}$$

$$= 0.4256899$$

表 6.11 Wilks の λ の値

治療法	
検定	値
Wilksのλ	0.4256899
Pillaiのトレース	0.5856587
Hotelling-Lawley	1.3224688
Royの最大根	1.3019932

この値は治療法の違いで説明できていない変動の割合の積となっていて、この値が小さいほど有意な結果となります。

■ Pillai のトレース

Pillai のトレース (V) は次のように計算されます。

$$V = \sum_{i=1}^{2} \frac{\lambda_i}{1+\lambda_i} = \frac{\lambda_1}{1+\lambda_1} \times \frac{\lambda_2}{1+\lambda_2}$$

$$= \frac{1.3019932}{1+1.3019932} \times \frac{0.0204756}{1+0.0204756}$$

$$= 0.5856587$$

表 6.12 Pillai のトレースの値

治療法	
検定	値
Wilksのλ	0.4256899
Pillaiのトレース	0.5856587
Hotelling-Lawley	1.3224688
Royの最大根	1.3019932

この値は治療法の違いで説明できる変動の割合の和となっていて、この値が大きいほど有意な結果となります。

■ Hotelling-Lawley

Hotelling-Lawley（T）は次のように計算されます。

$$T = \sum_{i=1}^{2} \lambda_i = \lambda_1 + \lambda_2$$
$$= 1.3019932 + 0.0204756$$
$$= 1.3224688$$

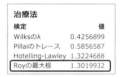

表 6.13 Hotelling-Lawley の値

この値が大きいほど有意な結果となります。

■ Roy の最大根

Roy の最大根（R）は最大固有値すなわち第 1 固有値 λ_1 です。

$R = \lambda_1 = 1.3019932$

表 6.14 Roy の最大根の値

この値が大きいほど有意な結果となります。

■ 負の相関

さて、多変量で見ることの大切さを示すために、例題のデータを治療法ごとに QOL1 と QOL2 が負の相関となるように並べ替えてみます。

その結果が右の散布図です。

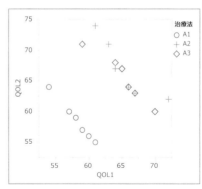

図 6.4 QOL1 と QOL2 の散布図（並べ替え後）

このとき、1 変量ごとの分散分析の結果に変化は現れません。水準内でデータを並べ替えているので、平均値に変化はないからです。

§2 多変量分散分析の背景

一方、多変量分散分析の結果は次のようになります。

①並び替え後＝負の相関

表 6.15　並び替え後の主効果の検定

治療法					
検定	値	近似のF検定	分子自由度	分母自由度	p値(Prob>F)
Wilksのλ	0.0296357	33.6622	4	28	<.0001 *
Pillaiのトレース	0.9735876	7.1140	4	30	0.0004 *
Hotelling-Lawley	32.634372	112.0733	4	15.818	<.0001 *
Royの最大根	32.631039	244.7328	2	15	<.0001 *

②並び替え前＝正の相関

表 6.16　並び替え前の主効果の検定

治療法					
検定	値	近似のF検定	分子自由度	分母自由度	p値(Prob>F)
Wilksのλ	0.4256899	3.7288	4	28	0.0149 *
Pillaiのトレース	0.5856587	3.1056	4	30	0.0298 *
Hotelling-Lawley	1.3224688	4.5416	4	15.818	0.0123 *
Royの最大根	1.3019932	9.7649	2	15	0.0019 *

データを並び替える前と後で結果が異なることがわかります。これは相関関係を考慮に入れた検定を行っているからです。

第7章 主成分分析

§1 主成分分析の基本
§2 主成分分析の実際

§1 主成分分析の基本

1-1 ◉ 主成分分析とは

■主成分分析の目的

　主成分分析は、解析しようとしている多次元のデータ（多変量データ）を、そこに含まれる情報の損失をできるだけ少なくして2次元あるいは3次元のデータに縮約する手法です。主成分分析を活用すれば、観測対象がどのような位置にあるのか視覚的に把握できるようになります。

　主成分分析は次に示す目的で利用されます。

・多数の指標を統合した総合的な指標を作成する

・観測対象をグループ分けする

・変数間の関係を知る

■変数の統合と主成分分析

次の散布図は成人30人の肝機能を調べるための血液検査項目であるASTとALTについて作成したものです。

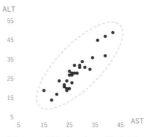

図7.1　原データの散布図

散布図から、ASTとALTの間には正の相関関係があることがわかります。ここで、ASTとALTの単位はどちらもU/Lで同じです。このようなときには、必ずしも行う必要はないのですが、単位が異なるようなときには、ASTとALTの値をそれぞれ標準化（データから平均値を引いて、標準偏差で割る）してから、データを解析することがしばしば行われます。標準化により、単位が無くなり無名数となることで、比較がしやすくなるのと、さらに、ASTとALTのどちらも平均値が0，標準偏差は1に揃えることができます。標準化したASTをAST'、ALTをALT'とします。そこで、AST'とALT'の散布図を作成すると、次のようになります。標準化しても相関関係は変化しません。

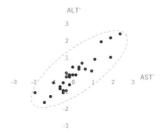

図7.2　標準化したデータの散布図

§1　主成分分析の基本　125

図 7.2 を見ると、標準化しても 2 つの変数（AST と ALT）の相関関係には変化がないことがわかります。AST と ALT はともに肝臓の損傷度を示していると言われていて、どちらも数値が高いほど、肝臓の損傷度が大きいと判断されます。したがいまして、散布図の右上（第 1 象限）にいる人たちは、左下（第 3 象限）にいる人たちよりも肝臓の障害度が大きいということになります。ここで、図 7.2 の散布図について、右上がりに布置している点にそって、直線を当てはめてみることにします。

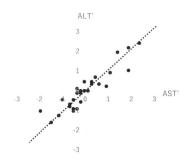

　当てはめた直線（点線）上で考えてみると、この直線の右にいる人ほど肝臓の損傷度が大きいと考えることができます。さらに、今度はこの直線と直交する第 2 の直線を当てはめることにします。

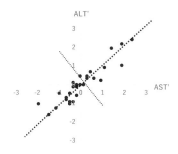

　第 2 の直線上で右にいる人は AST が ALT に比べて大きい人が集まりやすくなり、左にいる人は ALT が AST に比べて大きい人が集まりやすくなります。この 2 つの線を第 1 の直線

が横軸、第 2 の直線が縦軸になるように、回転させて散布図を次のように作り直します。

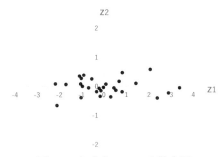

図 7.3　主成分スコアの散布図

　図 7.3 を見ると、第 1 の線が横軸、第 2 の線が縦軸になっています。横軸を z_1、縦軸を z_2 と表現しておきます。これは次のような計算をしてデータを変換しています。

$$z_1 = 0.7071 \times \text{AST'} + 0.7071 \times \text{ALT'}$$
$$z_2 = 0.7071 \times \text{AST'} - 0.7071 \times \text{ALT'}$$

　この式から z_1 の値が大きいほど肝臓の損傷度が大きいということがわかります。z_2 については、AST > ALT の状態が顕著なほど z_2 の値は大きくなり、AST < ALT の状態が顕著なほど z_2 の値は小さくなるので、肝疾患のタイプを表現していると考えられます。この z_1 と z_2 を求めることが主成分分析の目標であり、z_1 を第 1 主成分、z_2 を第 2 主成分と呼んでいます。そして、z_1 や z_2 の計算式によって求められた具体的な数値を主成分スコアと呼んでいます。

　主成分分析では、原データの変数が m 個あるときには、主成分も第 1 主成分、第 2 主成分、…、第 m 主成分というように理論上は m 個求められます。このとき、m 個の主成分をすべて取り上げて吟味するのではなく、最初の 2 個ないし 3 個だけ取り上げることで、原データの m 個の変数を議論せずに、新たに求められた 2 個ないし 3 個の変数（主成分）で議論をしようというのが主成分分析を実施する目的です。これは目で捉えることができない m 次元区間のデータを 2 次元あるいは 3 次元に縮約して視覚化しようとしていると言い換えるこ

とができます。

ところで、第 1 主成分 z_1 と第 2 主成分 z_2 はどちらも平均値は 0 になりますが、標準偏差は 1 になりません。そこで、主成分 z_1 と z_2 を再度標準化すると、第 1 主成分と第 2 主成分は平均値が 0，標準偏差が 1 になります。しかも、2 つの主成分はもともと直交するように求めているので、主成分間の相関は 0 となります。主成分を標準化したものを d_1 と d_2 と表すと、次のような計算式で表現することができます。

$$d_1 = z_1 / (z_1 \text{の標準偏差})$$
$$d_2 = z_2 / (z_2 \text{の標準偏差})$$

d_1 と d_2 の散布図は次のようになります。

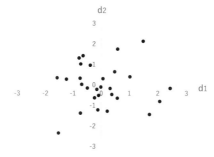

図 7.4　標準化した主成分スコアの散布図

1-2 ◉ 主成分分析の概要

■主成分分析のデータ表

　主成分分析は、収集した多変量データから新しい変数（主成分）を作り出すことを目的とした手法です。変数の数が m 個（$x_1, x_2, \cdots, x_m$）、観測対象の数が n（物ならば n 個、被験者や患者ならば n 人）の多変量データがあるとすると、次のようなデータ表になります。

観測対象	x_1	x_2	x_3	...	x_m
1					
2					
.			数量データ		
.					
.					
.					
.					
n					

　このデータをもとに m 個より少ない k 個の新しい変数 $z_1, z_2, \cdots, z_k$ を作り出すことを考えます。この新しい変数 $z_1, z_2, \cdots, z_k$、原データの変数 $x_1, x_2, \cdots, x_m$ を結合した変数で、次のような式で表せるようにしたいとします。

$$z_1 = a_{11} x_1 + a_{12} x_2 + \cdots + a_{1m} x_m$$
$$z_2 = a_{21} x_1 + a_{22} x_2 + \cdots + a_{2m} x_m$$
$$z_3 = a_{31} x_1 + a_{32} x_2 + \cdots + a_{3m} x_m$$
$$\cdots$$
$$z_k = a_{k1} x_1 + a_{k2} x_2 + \cdots + a_{km} x_m$$

　計算によって求めたいのは、$x_1, x_2, \cdots, x_m$ の各係数 $a_{11}, a_{12}, \cdots, a_{km}$ です。このとき、新しい変数 $z_1, z_2, \cdots, z_k$ は次のような性質を持つものにします。

① z_1 は $x_1, x_2, \cdots, x_m$ の情報が最大限集約されるようにする。

② z_2 は $x_1, x_2, \cdots, x_m$ の情報が z_1 の次に集約されるようにする。

　しかも、z_2 は z_1 と独立になる（無相関になる）ようにする。

③ z_3 は $x_1, x_2, \cdots, x_m$ の情報が z_1 と z_2 の次に集約されるようにする。

　しかも、z_3 は z_1 および z_2 と独立になる（無相関になる）ようにする。

④ 以下、z_4 から z_k まで同様に考える。

このような性質を満足するように $a_{11}, a_{12}, \cdots, a_{km}$ を決定しようというのが主成分分析です。

さて、①は z_1 の分散が最大になるようにすることと同じです。そのためには、$a_{11}, a_{12}, \cdots, a_{km}$ を限りなく大きくすればよいということになり、それでは z_1 が定まりません。そこで、

$$a_{11}^2 + a_{12}^2 + \cdots + a_{1m}^2 = 1$$

という条件を付けます。

続いて、②は z_2 は z_1 とは独立で、かつ、分散が最大になるようにすることと同じです。この場合も次のような条件を付けないと z_2 が定まりません。

$$a_{21}^2 + a_{22}^2 + \cdots + a_{2m}^2 = 1$$

③と④も同様に考えます。

このような条件のもとで、$a_{11}, a_{12}, \cdots, a_{km}$ を求めることは、$x_1, x_2, \cdots, x_m$ の分散共分散行列の固有値と固有ベクトルを計算することに帰着します。そして、新しい変数 $z_1, z_2, \cdots, z_k$ のことを第1主成分、第2主成分、…、第 k 主成分と呼びます。

さて、主成分 $z_1, z_2, \cdots, z_k$ の式が決まれば、その式に $x_1, x_2, \cdots, x_m$ の具体的な数値を代入することで、観測対象ごとに新変数の値を求めることができます。この数値のことを主成分スコアと呼んでいます。

■ 主成分分析の効用

主成分 $z_1, z_2, \cdots, z_k$ が求まれば、原データの m 個の変数を、それよりも少ない k 個の新しい変数に集約できたことになります。このことは、どのようなメリットをもたらすかを考えてみます。

いま、6つの変数からなる多変量データがあるとします。これらの変数の関係を把握するために散布図を利用しようとすると、2変数ごとに15枚の散布図を視察しなければいけなくなります。主成分分析によって、たとえば、このデータを2つの新変数に集約できたとすれば、6つの変数の情報を1枚の散布図に表現できて、視覚化できたことになります。このことで、散布図上で観測対象のグルーピングが行えることになります。

■ 原データの標準化

多変量データは各変数が同じ単位で測定されている場合と、変数の単位が不ぞろいの場合とがあります。変数の単位が不ぞろいというのは、身長という変数は cm の単位で測定され、体重という変数は kg の単位で測定されているというような場合です。このような場合には変数ごとにデータを標準化してから、主成分分析を適用するのが一般的です。なぜならば、主成分分析は測定単位の取り方に影響を受けるからです。ものの長さを示す変数であっても、cm の単位で記述されたデータと、m の単位で記述されたデータとでは主成分分析の結果が変わるので、データは標準化しておいたほうがよいのです。データの標準化とは次のような変換を行うことです。

$$標準化 = (各データ - 平均値) / (標準偏差)$$

標準化されたデータは平均値 0、標準偏差 1 となります。変数ごとにデータを標準化することによって、変数間の平均値と標準偏差を揃えることができ、しかも、単位の相異を消去することができるのです。

■ 主成分分析の種類

いま、3つの変数 x_1, x_2, x_3 からなる多変量データがあるとします。これらをもとに、変数

ごとの分散と 2 変数ごとの共分散を計算します。その結果を次のような形で整理した行列を分散共分散行列といいます。

	x_1	x_2	x_3
x_1	x_1 の分散	x_1 と x_2 の共分散	x_1 と x_3 の共分散
x_2	x_1 と x_2 の共分散	x_2 の分散	x_2 と x_3 の共分散
x_3	x_1 と x_3 の共分散	x_2 と x_3 の共分散	x_3 の分散

さて、主成分分析には 2 つの種類があります。一つはデータを標準化せずに原データに対して主成分分析を適用する方法で、これを「分散共分散行列から出発する主成分分析」といいます。もう一つは標準化したデータに対して主成分分析を適用する方法で、これを「相関行列から出発する主成分分析」といいます。どちらの行列から出発するかの判断基準は次のように考えるといいでしょう。

- 各変数の測定単位が異なる　　　　　　　　→　相関行列
- 各変数のばらつきの違いを反映させたい　　→　分散共分散行列
- 各変数のばらつきの違いを反映させたくない　→　相関行列

なお、すべての変数の測定単位が同じであるならば、分散共分散行列から出発する主成分分析と相関行列から出発する主成分分析の両方を適用してみるのもいいでしょう。

§2 主成分分析の実際

例題 7-1

成人 40 人の年齢と血液検査の結果を一覧表にしたものが表 7.1 である。血液検査の項目は以下の通りである。

総コレステロール（mg/dL）

中性脂肪（mg/dL）

空腹時血糖（mg/dL）

γ-GTP（IU/L）

表 7.1　データ表

ID	総コレステロール	中性脂肪	空腹時血糖	γ-GTP	ID	総コレステロール	中性脂肪	空腹時血糖	γ-GTP
1	192.4	55.6	95.3	17.1	12	180.7	104.1	91.8	21.7
2	201.8	64.3	95.7	31.8	13	196.1	110.7	94.1	31.8
3	181.2	114.8	111.5	22.8	14	206.8	111.5	109.9	27.6
4	195.6	64.2	94.8	40.8	15	159.6	120.5	89.7	19.1
5	195.9	117.9	93.0	20.0	16	185.6	96.7	100.6	7.7
6	176.0	79.7	95.4	12.6	17	214.3	130.0	95.1	56.9
7	177.1	96.0	96.4	19.2	18	213.6	76.8	86.5	19.7
8	190.7	102.5	102.0	28.3	19	177.6	69.1	102.7	19.9
9	225.9	78.9	101.0	40.2	20	180.1	88.8	102.9	3.5
10	192.1	169.7	99.8	42.1	21	201.5	139.9	93.9	33.4
11	162.3	128.0	105.5	15.9	22	202.7	146.9	97.6	72.6

23	190.5	138.0	96.7	34.0	32	197.8	35.1	91.3	7.2
24	194.9	109.2	122.3	70.3	33	221.2	100.6	106.0	58.1
25	204.6	158.3	84.4	32.3	34	158.4	85.8	101.6	50.7
26	229.8	152.0	104.3	78.8	35	208.9	90.6	80.6	74.6
27	211.9	147.5	101.7	54.1	36	203.6	202.8	91.7	29.8
28	202.2	194.2	128.0	31.9	37	205.6	191.5	101.4	123.4
29	194.5	142.5	94.4	33.6	38	223.8	145.7	103.4	26.7
30	204.2	171.3	118.3	49.2	39	179.4	171.9	100.3	15.6
31	203.1	157.6	91.7	61.7	40	221.9	158.3	107.5	102.6

■主成分分析の結果

【1】固有値

　固有値とは、主成分が何変数分の情報を反映しているかを表す数値です。数学的には、主成分の分散に相当します。

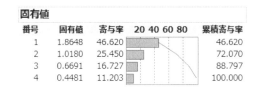

　この例では変数が4つありますので、主成分も4つ求めることができます。この4つの主成分のうち、いくつまで主成分を取り上げるかを決めるのに、固有値の情報が必要となります。固有値で1以上のものを取り上げるというルールがあります。そのルールから考えると、第1主成分の固有値は1.8648、第2主成分の固有値が1.0180で、1より大きく、第3主成分の固有値と第4主成分の固有値はどちらも1より小さいので、第2主成分まで取り上げるとよいでしょう。一方、累積寄与率で50%〜70%以上になるように主成分を取り上げるとよいという目安もあります。その目安で考えても第2主成分まで取り上げればよいでしょう。主成分分析における寄与率とは、その主成分のばらつきが、もとのデータのばらつきの何パ

ーセントを説明できるかを示す数値です。

【2】固有ベクトル

固有ベクトルとは、主成分をもとの変数の線形結合で表したときの係数に相当します。

固有ベクトル

	主成分1	主成分2	主成分3	主成分4
総コレステロール	0.51262	-0.48875	0.44360	0.54916
中性脂肪	0.52542	0.27807	-0.72678	0.34410
空腹時血糖	0.30337	0.79562	0.52436	
γ-GTP	0.60756	-0.22538		-0.76159

【3】主成分負荷量

負荷量行列

	主成分1	主成分2	主成分3	主成分4
総コレステロール	0.70002	-0.49312	0.36285	0.36761
中性脂肪	0.71750	0.28056	-0.59450	0.23034
空腹時血糖	0.41427	0.80275	0.42892	
γ-GTP	0.82966	-0.22740		-0.50981

主成分負荷量とは、主成分ともとの変数との相関係数です。主成分1はどの変数とも正の負荷量になっているので、これらの変数の値が大きくなるほど、主成分1の値が大きくなることから、主成分1は総合的な悪さを示していると考えられます。

主成分負荷量＝固有ベクトル×固有値の平方根、という関係があります。

【4】主成分負荷プロット

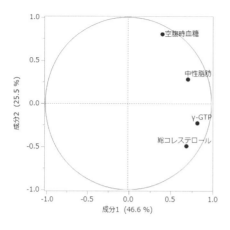

主成分負荷プロットは、第一主成分の主成分負荷量を横軸に、第二主成分の主成分負荷量を横軸にプロットしたものです。変数間の関係を把握するのに便利な手法です。

正の相関関係が強い変数同士は近くに位置する変数です。

【5】主成分スコアプロット

主成分スコアプロットは、各データの第一主成分の値（主成分得点、スコアなどと呼びます）を横軸、第二主成分の値を縦軸にプロットしたものです。元の多次元データを2次元で表現することにより、データ間の関係を視覚的にわかりやすく表現することができます。

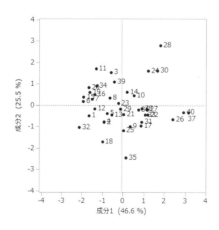

変数の数値が似ている人同士が近くに位置します。

主成分1は総合的な悪さを示しているので、26、37、40の人は悪い状態にあることがわかります。

以上が主成分分析による解析結果です。

【6】主成分スコアプロットの層別

　主成分分析は、各変数は数値データであることが前提になるので、カテゴリデータを混在して分析することは原則としてはできません。このような場合はカテゴリごとに層別するとよいでしょう。

(注) カテゴリが2種類しかないデータの場合は、一方を0, 他方を1とした01の二値データとして、それを数値データみなして扱うことができます。

　いま、先のデータに加えて、脂肪肝があるか、ないかという情報を追加したとしましょう。この場合の解析方法を紹介します。

　　IDの1番から20番には脂肪肝あり

　　IDの21番から40番には脂肪肝なし

というデータが追加されたとしましょう。

＜主成分スコアの層別＞

　先の主成分スコアプロットを脂肪肝ありとなしで層別します。すると、次のような結果になります。

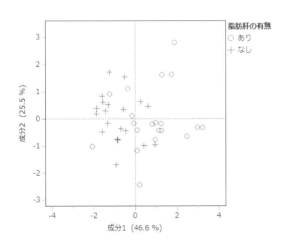

　主成分1の大きな値のほうに脂肪肝「あり」が多く、小さい値のほうに「なし」が多く集まっていることがわかります。総合的に悪い人ほど脂肪肝ありとなっているということを示しています。

　主成分1の大きな値のほうに脂肪肝「あり」が多く、小さい値のほうに「なし」が多く集まっていることがわかります。総合的に悪い人ほど脂肪肝ありとなっているということを示

§2　主成分分析の実際　137

しています。

【7】主成分スコアプロットによる外れ値の探索

　主成分分析では固有値の大きい順に第1主成分、第2主成分というように名付けられ、第1や第2が重要な意味を持つのですが、最後の2つの主成分も外れ値の発見には有効です。第3主成分と第4主成分の主成分スコアプロットは次のようになります。

　ID34番と37番が外れ値の可能性があります。

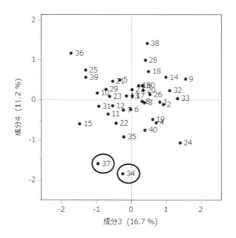

第8章

JMPの手順

§1　各手法の操作手順
§2　グラフビルダー

§1 各手法の操作手順

1-1 ◉ 一変量の解析の手順

手順 1 データの入力

次のようにデータを入力します。

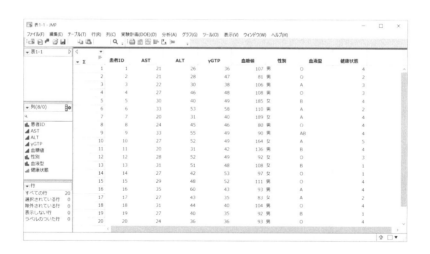

手順 ② 一変量の解析の実行

メニューから [分析] > [一変量の分布] を選択します。

[一変量の分布] ウィンドウが現れるので、

   [Y. 列] →「 AST 」「 ALT 」「 γGPT 」「 血糖値 」

     「 性別 」「 血液型 」「 健康状態 」

と設定して、[OK] をクリックします。

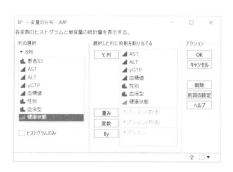

手順 3 分析オプションの選択

［一変量の分布］に7つのレポートが出力されるので、質的変数の3つ（性別、血液型、健康状態）のレポートのオプションの設定を行います。

はじめに、［性別］の赤い三角ボタン（▼）をクリックし、［ヒストグラムオプション］＞［棒の間を離す］を選択すると、棒グラフの棒と棒の間が離れます。

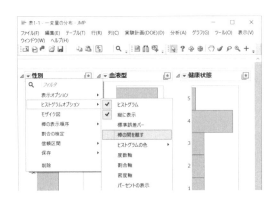

もう一度、［性別］の赤い三角ボタン（▼）をクリックし、［モザイク図］を選択すると、モザイク図が表示されます。

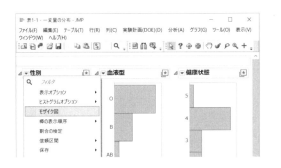

他の2つのレポートも同様に、赤い三角ボタン（▼）をクリックし、［ヒストグラムオプション］＞［棒の間を離す］と［モザイク図］を選択します。

1-2 ◉ 二変量の解析の手順

手順 1 二変量の解析の実行

メニューから [分析] > [多変量] > [多変量の相関] を選択します。

[多変量の相関] ウィンドウが現れるので、

[Y. 列] → 「 AST 」「 ALT 」「 γGPT 」「 血糖値 」

と設定して、[OK] をクリックします。

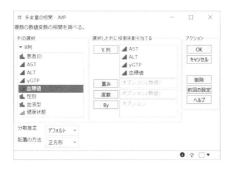

手順 2　分析オプションの選択

　[多変量] レポートが出力されるので、散布図行列にヒストグラムを追加する設定とカラーマップを表示する設定を行います。

　はじめに、[散布図行列] の赤い三角ボタン（▼）をクリックし、[ヒストグラムの表示] > [X軸上] を選択すると、散布図行列の対角上に縦向きのヒストグラムが追加されます。

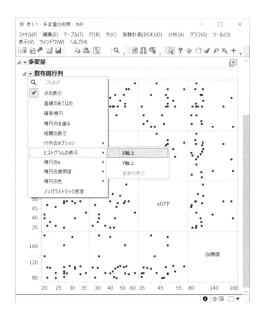

次に、[多変量の相関]の赤い三角ボタン（▼）をクリックし、[カラーマップ] > [相関のカラーマップ]を選択すると、相関係数のカラーマップが表示されます。

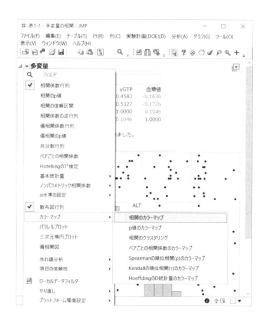

1-3 ● 単回帰分析の手順（例題 2-1）

手順 1 データの入力

次のようにデータを入力します。

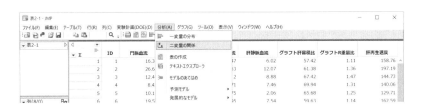

手順 2 単回帰分析の実行

メニューから [分析] > [二変量の関係] を選択します。

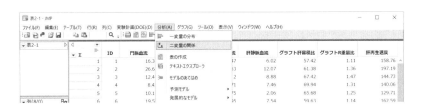

[二変量の関係] ウィンドウが現れるので、

　　[Y. 目的変数] →「 肝再生速度 」

　　[X. 説明変数] →「 門脈血流 」「 肝動脈収縮期血流 」「 肝動脈拡張期血流 」

　　　　　　　　　　　「 肝静脈血流 」「 グラフト肝容積比 」「 グラフト R 重量比 」

と設定して、[OK] をクリックします。

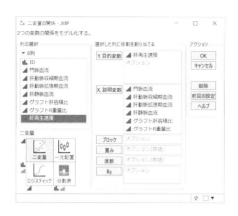

手順 3 分析オプションの選択

　［あてはめのグループ］に6つのレポートが出力されるので、それぞれに単回帰分析の結果を表示する設定を行います。

　はじめに、［門脈血流と肝再生速度の二変量の関係］の赤い三角ボタン（▼）をクリックし、［直線のあてはめ］を選択すると、単回帰分析の結果が表示されます。

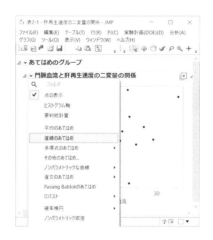

　他の5つのレポートも同様に、赤い三角ボタン（▼）をクリックし、［直線のあてはめ］を選択します。

1-4 ● 重回帰分析の手順（例題 2-2）

手順 1 重回帰分析の実行

メニューから［分析］＞［モデルのあてはめ］を選択します。

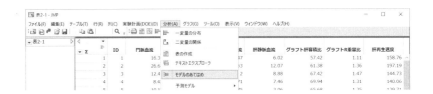

［モデルのあてはめ］ウィンドウが現れるので、

　　　［Ｙ］　→「肝再生速度」

　　　［追加］→「門脈血流」「肝動脈収縮期血流」「肝動脈拡張期血流」

　　　　　　　「肝静脈血流」「グラフト肝容積比」「グラフトＲ重量比」

と設定して、［実行］をクリックします。

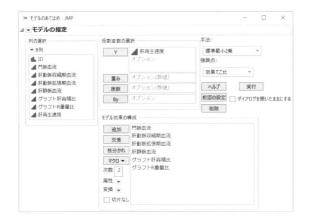

手順 ②　分析オプションの選択

［応答 肝再生速度］レポートが出力されるので、［パラメータ推定値］の表を右クリックし、［列］＞［VIF］を選択すると、表に VIF が追加されます。

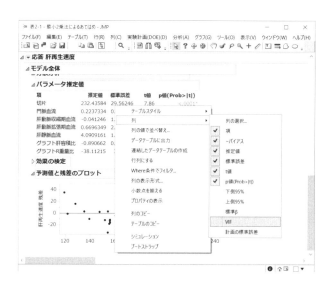

§1　各手法の操作手順

手順 ③ 残差の保存

残差を検討するためには、データテーブルに残差を保存して分析に利用します。

［応答 肝再生速度］の赤い三角ボタン（▼）をクリックし、［列の保存］＞［残差］を選択すると、データテーブルの右端の列に、残差（残差 肝再生速度）が追加されます。

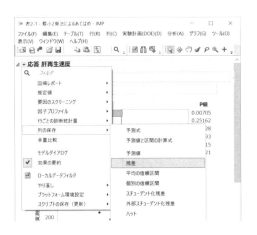

手順 ④ 残差の正規性の確認

データテーブルに保存した残差変数を利用して、残差の正規性を確認します。

メニューから［分析］＞［一変量の分布］を選択します。

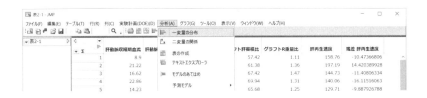

［一変量の分布］ウィンドウが現れるので、

　　　　　　　［Y. 列］→「残差 肝再生速度」

と設定して、［OK］をクリックします。

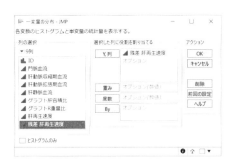

［一変量の分布］レポートが出力されるので、正規性を確認するためのオプションの設定を行います。

はじめに、［残差 肝再生速度］の赤い三角ボタン（▼）をクリックし、［正規分位点プロット］を選択すると、正規分位点プロットが表示されます。

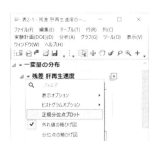

§1　各手法の操作手順　151

次に、[残差 肝再生速度]の赤い三角ボタン（▼）をクリックし、[連続分布のあてはめ] > [正規のあてはめ]を選択すると、[正規分布のあてはめ]レポートが表示されます。

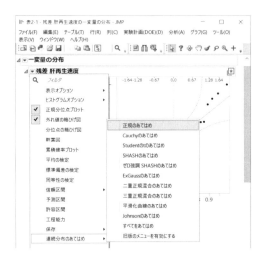

続いて、表示された[正規分布のあてはめ]の赤い三角ボタン（▼）をクリックし、[適合度]を選択すると、適合度検定の結果が表示されます。

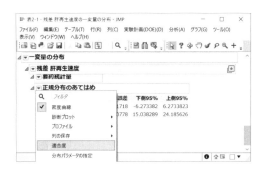

手順 5　各説明変数と残差の相関の確認

データテーブルに保存した残差変数を利用して、残差と説明変数の相関を確認します。
メニューから［分析］＞［二変量の関係］を選択します。

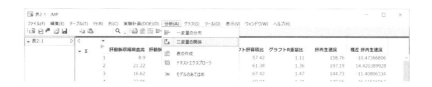

［二変量の関係］ウィンドウが現れるので、

　　［Y.目的変数］→「残差 肝再生速度」

　　［X.説明変数］→「門脈血流」「肝動脈収縮期血流」「肝動脈拡張期血流」

　　　　　　　　　「肝静脈血流」「グラフト肝容積比」「グラフトR重量比」

と設定して、［OK］をクリックすると、残差と各説明変数の散布図が出力されます。

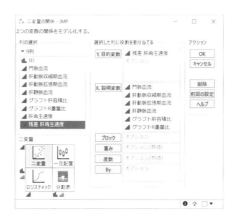

1-5 ● ステップワイズ法による重回帰分析の手順（例題 2-3）

手順 1 重回帰分析の実行

メニューから［分析］＞［モデルのあてはめ］を選択します。

［モデルのあてはめ］ウィンドウが現れるので、

　　　［Ｙ］　　→「肝再生速度」

　　　［追加］→「門脈血流」「肝動脈収縮期血流」「肝動脈拡張期血流」

　　　　　　　　「肝静脈血流」「グラフト肝容積比」「グラフトＲ重量比」

　　　［手法］→「ステップワイズ法」

と設定して、［実行］をクリックします。

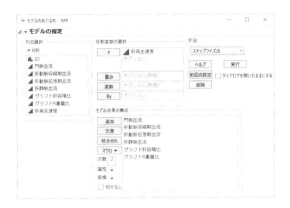

手順 ② 変数選択の実行

［ステップワイズ法の実行］ウィンドウが現れるので、

　　　　　［停止ルール］　　　　　　　　→［閾値のp値］
　　　　　［変数を追加するときのp値］→「0.2」
　　　　　［変数を追加するときのp値］→「0.2」
　　　　　［方向］　　　　　　　　　　　→［変数増減］

と設定して、［実行］をクリックします。

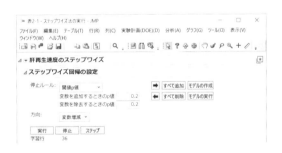

§1　各手法の操作手順　155

手順 3 モデルの作成

［モデルの実行］をクリックすると、現在選択されている変数で回帰モデルが作成されます。

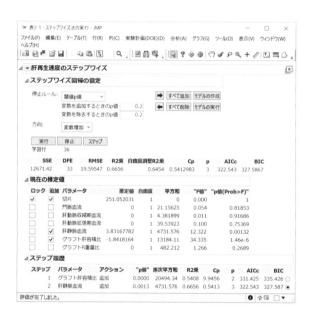

1-6 ● 単変量のロジスティック回帰分析の手順（例題 3-1）

手順 1　データの入力

次のようにデータを入力します。

手順 2　単変量のロジスティック回帰分析の実行

メニューから [分析] > [二変量の関係] を選択します。

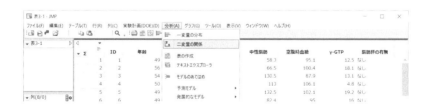

§1　各手法の操作手順　157

［二変量の関係］ウィンドウが現れるので、
　　　　［Y.目的変数］　　　→「脂肪肝の有無」
　　　　［X.説明変数］　　　→「年齢」「BMI」「総コレステロール」
　　　　　　　　　　　　　　　「中性脂肪」「空腹時血糖」「γ-GPT」
　　　　［イベントを示す水準］→［あり］
と設定して、［OK］をクリックします。

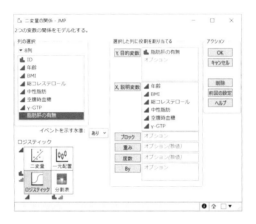

手順 ③ 凡例の設定

［あてはめのグループ］に 6 つのレポートが出力されるので、グラフに凡例の設定を行います。

任意のグラフを右クリックし、［行］＞［行の凡例］を選択します。

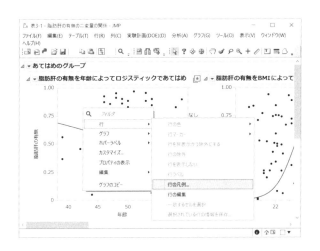

［列の値によるマーカー分け］ウィンドウが現れるので、

  ［列］　　→「脂肪肝の有無」
  ［マーカー］→［標準］

と設定して、［OK］をクリックすると、すべての散布図について、マーカーが脂肪肝の有無で色分けされます。

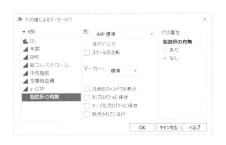

§1　各手法の操作手順　159

1-7 ● 多変量のロジスティック回帰分析の手順（例題 3-2）

手順 1 多変量のロジスティック回帰分析の実行

メニューから [分析] > [モデルのあてはめ] を選択します。

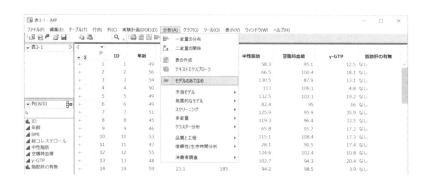

[モデルのあてはめ] ウィンドウが現れるので、

  [Y]　　　　　　　　　→ 「 脂肪肝の有無 」

  [追加]　　　　　　　→ 「 年齢 」「 BMI 」「 総コレステロール 」

          「 中性脂肪 」「 空腹時血糖 」「 γ-GPT 」

  [イベントを示す水準] → [あり]

と設定して、[実行] をクリックします。

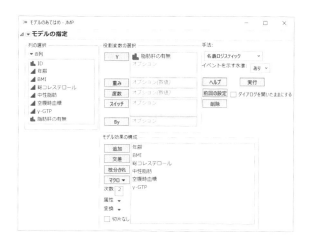

手順 ❷ 分析オプションの選択

［名義ロジスティックのあてはめ 脂肪肝の有無］の赤い三角ボタン（▼）をクリックし、［オッズ比］、［混同行列］を選択すると、オッズ比と混同行列が表示されます。

1-8 ● ステップワイズ法によるロジスティック回帰分析の手順（例題 3-3）

手順 ① 多変量のロジスティック回帰分析の実行

メニューから［分析］＞［モデルのあてはめ］を選択します。

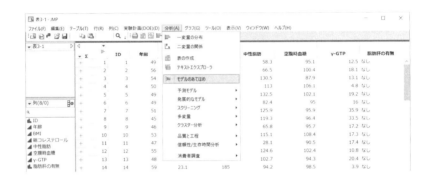

［モデルのあてはめ］ウィンドウが現れるので、

　　　　　　［Ｙ］　→「脂肪肝の有無」

　　　　　　［追加］→「年齢」「BMI」「総コレステロール」

　　　　　　　　　　　「中性脂肪」「空腹時血糖」「γ-GPT」

　　　　　　［手法］→［ステップワイズ法］

と設定して、［実行］をクリックします。

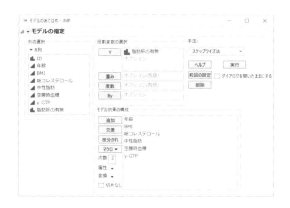

手順 ② 変数選択の実行

[ステップワイズ法の実行]ウィンドウが現れるので、

　　　　　[停止ルール]　　　　　　→[閾値のp値]
　　　　　[変数を追加するときのp値]→「0.2」
　　　　　[変数を追加するときのp値]→「0.2」
　　　　　[方向]　　　　　　　　　→[変数増減]

と設定して、[実行]をクリックします。

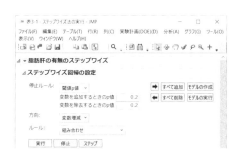

手順 3　モデルの作成

［モデルの実行］をクリックすると、現在選択されている変数で回帰モデルが作成されます。

ロジスティック回帰のステップワイズ法では、イベントを示す水準が指定できないので、イベントを示す水準を自分で指定する場合は、再度［モデルのあてはめ］から必要な変数のみを指定して実行する。

1-9 ◎ 多項ロジスティック回帰分析の手順（例題 3-4）

手順 ① データの入力

次のようにデータを入力します。

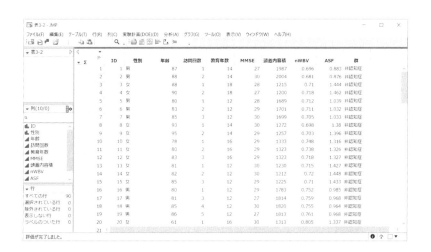

手順 ② 多項ロジスティック回帰分析の実行

メニューから［分析］＞［モデルのあてはめ］を選択します。

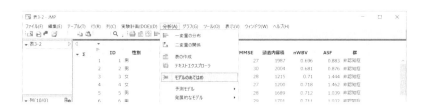

§1 各手法の操作手順 165

［モデルのあてはめ］ウィンドウが現れるので、

　　　　　［Y］　→「群」
　　　　　［追加］→「性別」「年齢」「訪問回数」「教育年数」
　　　　　　　　　「MMSE」「頭蓋内容積」「nWBV」「ASF」
　　　　　［手法］→「名義ロジスティック」

と設定して、［実行］をクリックします。

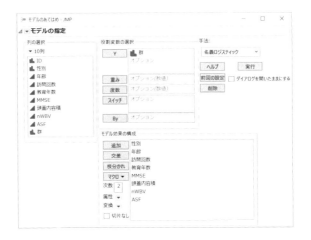

166　第8章　JMPの手順

手順 3 分析オプションの選択

［名義ロジスティックのあてはめ 群］の赤い三角ボタン（▼）をクリックし、［混同行列］を選択すると、混同行列が表示されます。

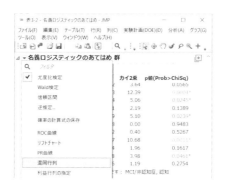

また、各データの予測値と予測確率をデータテーブルに追加するには、［名義ロジスティックのあてはめ 群］の赤い三角ボタン（▼）をクリックし、［確率の計算式の保存］を選択します。

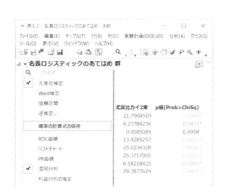

§1 各手法の操作手順 167

1-10 ● 順序ロジスティック回帰分析の手順(例題 3-5)

手順 ① データの入力

次のようにデータを入力します。

手順 ② 順序ロジスティック回帰分析の実行

メニューから [分析] > [モデルのあてはめ] を選択します。

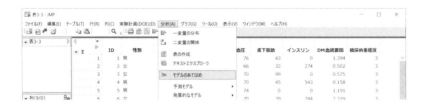

［モデルのあてはめ］ウィンドウが現れるので、
　　　　　［Ｙ］　→「糖尿病重症度」
　　　　　［追加］→「性別」「年齢」「BMI」「拡張期血圧」
　　　　　　　　　　「皮下脂肪」「インスリン」「DM血統要因」
　　　　　［手法］→「順序ロジスティック」
と設定して、［実行］をクリックします。

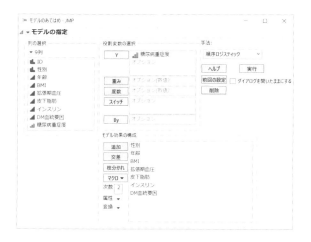

手順 ③ 分析オプションの選択

［順序ロジスティックのあてはめ 糖尿病重症度］の赤い三角ボタン（▼）をクリックし、［混同行列］を選択すると、混同行列が表示されます。

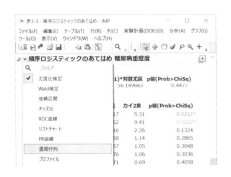

また、各データの予測値と予測確率をデータテーブルに追加するには［順序ロジスティックのあてはめ 糖尿病重症度］の赤い三角ボタン（▼）をクリックし、［保存］［確率の計算式の保存］を選択します。

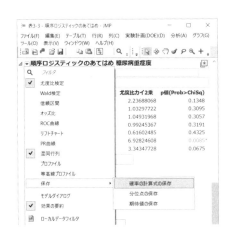

1-11 ● データのグラフ化と要約の手順（例題 4-1）

手順 1 データの入力

次のようにデータを入力します。

生存時間分析における一変量の要約の実行

メニューから［分析］＞［信頼性/生存時間分析］＞［寿命の一変量］を選択します。

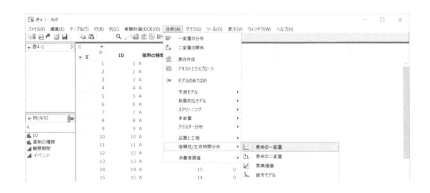

［寿命の一変量］ウィンドウが現れるので［寿命の一変量］タブを開き、

　　　　　［Y.イベントまでの時間］→「観察期間」
　　　　　［打ち切り］　　　　　　→「イベント」
　　　　　［By］　　　　　　　　　→「薬剤の種類」
　　　　　［打ち切りの値］　　　　→「0」

と設定して、［OK］をクリックします。

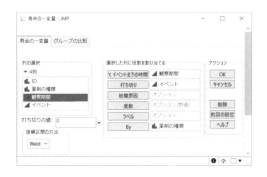

手順 3 分析オプションの選択

［寿命の一変量－観察期間］レポートが出力されるので、必要な結果を表示します。

最初に、［薬剤の種類＝A］について、非表示になっている［イベントプロット］［データの要約］［ノンパラメトリック推定］の三角ボタン（▷）をクリックすると、それぞれの結果が表示されます。

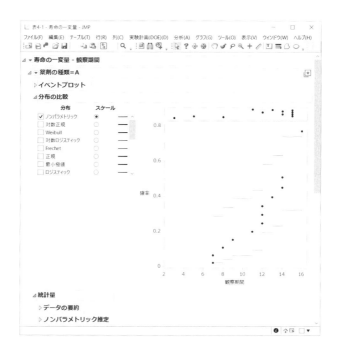

同様に、［薬剤の種類＝B］についても非表示になっている［イベントプロット］［データの要約］［ノンパラメトリック推定］の三角ボタン（▷）をクリックします。

1-12 ● Kaplan-Meier 法の手順（例題 4-1）

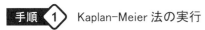　Kaplan-Meier 法の実行

メニューから [分析] > [信頼性 / 生存時間分析] > [生存時間分析] を選択します。

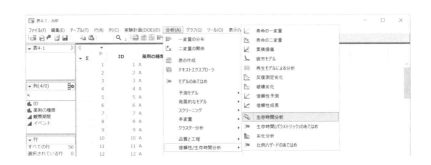

[生存時間 / 信頼性分析] ウィンドウが現れるので、

　　　　　　　[Y. イベントまでの時間] →「 観察期間 」
　　　　　　　[グループ変数]　　　　 →「 薬剤の種類 」
　　　　　　　[打ち切り]　　　　　　 →「 イベント 」
　　　　　　　[打ち切りの値]　　　　 →「 0 」

と設定して、[OK] をクリックすると、Kaplan-Meier 法の結果が出力されます。

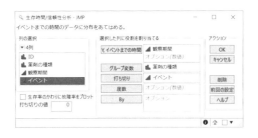

1-13 ◉ 比例ハザードモデルの手順（例題 4-2）

手順 1 比例ハザードモデルの実行

メニューから [分析] > [信頼性 / 生存時間分析] > [比例ハザードのあてはめ] を選択します。

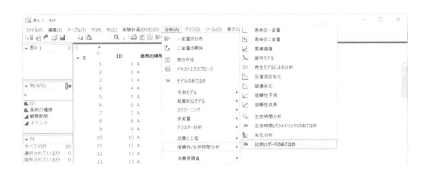

[比例ハザードのあてはめ] ウィンドウが現れるので、

　　　　　　　[イベントまでの時間]　→「 観察期間 」
　　　　　　　[打ち切り]　　　　　　→「 イベント 」
　　　　　　　[追加]　　　　　　　　→「 薬剤の種類 」
　　　　　　　[打ち切りの値]　　　　→「 0 」
　　　　　　　[手法]　　　　　　　　→ [比例ハザード]

と設定して、[実行] をクリックします。

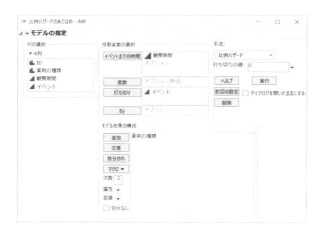

手順 ② 分析オプションの選択

[比例ハザードモデルのあてはめ] の赤い三角ボタン（▼）をクリックし、[ハザード比] を選択すると、ハザード比が表示されます。

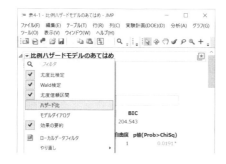

1-14 ● 比例ハザードモデルの手順（例題4-3）

手順 1 データの入力

次のようにデータを入力します。

手順 2 比例ハザードモデルの実行

メニューから［分析］＞［信頼性/生存時間分析］＞［比例ハザードのあてはめ］を選択します。

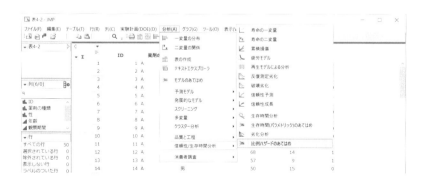

§1 各手法の操作手順 177

［比例ハザードのあてはめ］ウィンドウが現れるので、

　　　　　　　　　［イベントまでの時間］→「観察期間」
　　　　　　　　　［打ち切り］　　　　　→「イベント」
　　　　　　　　　［追加］　　　　　　　→「薬剤の種類」「性」「年齢」
　　　　　　　　　［打ち切りの値］　　　→「0」
　　　　　　　　　［手法］　　　　　　　→［比例ハザード］

と設定して、［実行］をクリックします。

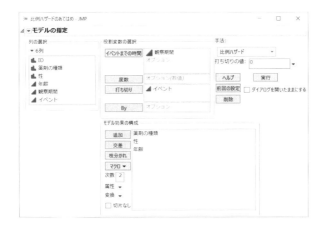

手順 3 分析オプションの選択

［比例ハザードモデルのあてはめ］の赤い三角ボタン（▼）をクリックし、［ハザード比］を選択すると、ハザード比が表示されます。

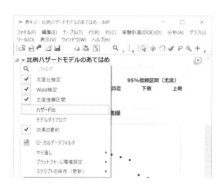

1-15 ● 決定木分析（回帰の木）の手順（例題 5-1）

手順 1 決定木分析の実行

メニューから［分析］＞［予測モデル］＞［パーティション］を選択します。

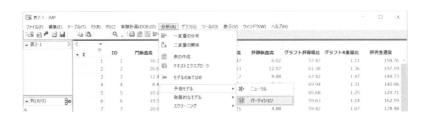

［パーティション］ウィンドウが現れるので、

　　［Y.目的変数］→「肝再生速度」

　　［X.説明変数］→「門脈血流」「肝動脈収縮期血流」「肝動脈拡張期血流」

　　　　　　　　　　「肝静脈血流」「グラフト肝容積比」「グラフトR重量比」

　　［手法］　　　→［ディシジョンツリー］

と設定して、［OK］をクリックします。

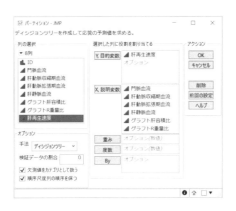

手順 2 ツリーの分岐

はじめに、ツリー図の分岐条件として、分岐の最小サイズを設定します。

［肝再生速度のパーティション］の赤い三角ボタン（▼）をクリックし、［分岐の最小サイズ］を選択します。

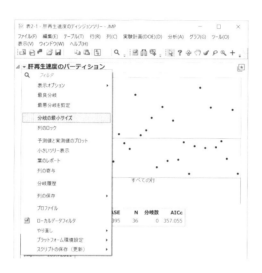

［数字を入力してください］ウィンドウが現れるので、

　　　　　　　　　［最小数または最小割合を入力］→「10」

と設定して［OK］をクリックします。

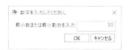

次に、ツリーの分岐を行います。ここでは、あらかじめ分岐の最小サイズを設定しているため、ツリーが分岐しなくなるまで、[分岐] をクリックします。

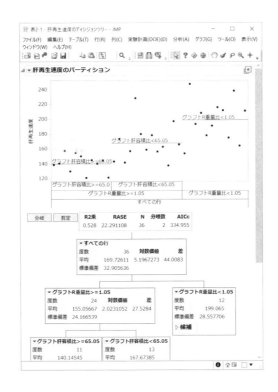

手順 ③ 分析オプションの選択

［肝再生速度のパーティション］の赤い三角ボタン（▼）をクリックし、［列の寄与］［葉のレポート］を選択すると、目的変数に対する各説明変数の寄与率と葉のレポートが表示されます。

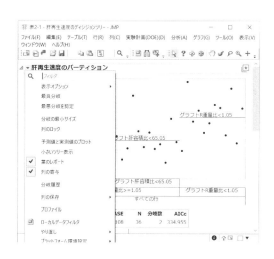

1-16 ◉ 決定木分析（分類の木）の手順（例題 5-2）

手順 1 決定木分析の実行

メニューから [分析] ＞ [予測モデル] ＞ [パーティション] を選択します。

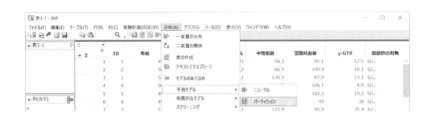

[パーティション] ウィンドウが現れるので、

   [Y. 目的変数] →「 脂肪肝の有無 」

   [X. 説明変数] →「 年齢 」「 BMI 」「 総コレステロール 」

         「 中性脂肪 」「 空腹時血糖 」「 c-GTP 」

   [手法]　　　→ [ディシジョンツリー]

と設定して、[OK] をクリックします。

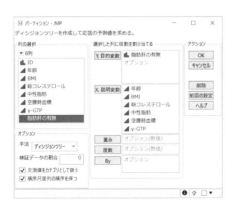

184　第 8 章　JMP の手順

手順 2　ツリーの分岐

ツリーの分岐を行います。ここでは、特に分岐の最小サイズを設定しないため、ツリーが分岐しなくなるまで、［分岐］をクリックしてみます。

手順 3　分析オプションの選択

［列の寄与］［葉のレポート］を選択すると、目的変数に対する各説明変数の寄与率と葉のレポートが表示されます。

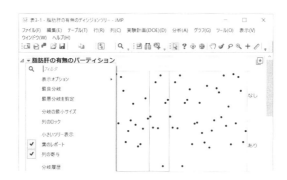

次に、［肝脂肪の有無のパーティション］の赤い三角ボタン（▼）をクリックし、［表示オプション］＞［割合を表示］を選択すると、ツリー図に脂肪肝の有無の割合が表示されます。

手順 4　グラフの凡例の設定

グラフの任意の場所を右クリックし、[行] > [行の凡例] を選択します。

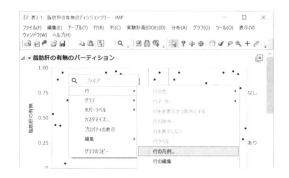

[列の値によるマーカー分け] ウィンドウが現れるので、

　　　　[列]　　　→「 脂肪肝の有無 」

　　　　[マーカー] → [標準]　※任意の設定にします

と設定して、[OK] をクリックすると、マーカーが脂肪肝の有無で色分けされます。

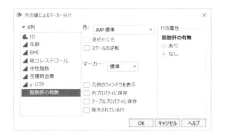

1-17 ◉ 決定木分析（分類の木）の手順（例題 5-3）

手順 ① 決定木分析の実行

メニューから［分析］＞［予測モデル］＞［パーティション］を選択します。

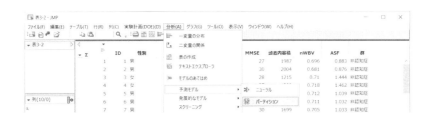

［パーティション］ウィンドウが現れるので、

　　　　［Y. 目的変数］→「群」

　　　　［X. 説明変数］→「性別」「年齢」「訪問回数」「教育年数」
　　　　　　　　　　　　「MMSE」「頭蓋内容積」「nWBV」「ASF」

　　　　［手法］　　　→［ディシジョンツリー］

と設定して、［OK］をクリックします。

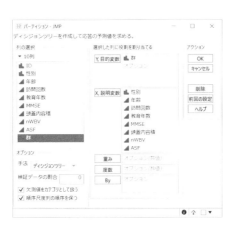

§1　各手法の操作手順　187

手順 2　ツリーの分岐

ツリーの分岐を行います。ここでは、分岐数が4になるまで分岐を行ってみます。
［分岐］を4回クリックします。

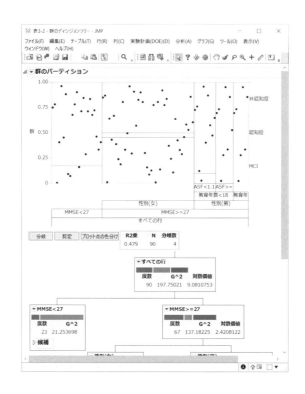

手順 3 分析オプションの選択

［列の寄与］［葉のレポート］を選択すると、目的変数に対する各説明変数の寄与率と葉のレポートが表示されます。

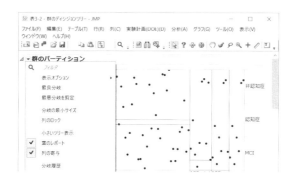

次に、［群のパーティション］の赤い三角ボタン（▼）をクリックし、［表示オプション］＞［割合を表示］を選択すると、ツリー図に群の割合が表示されます。

手順 4 プロットの色分け

グラフの下にある［プロットの色分け］をクリックすると、任意の色でプロットが色分けされます。

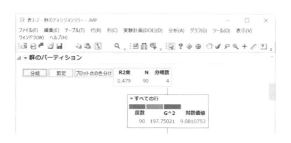

§1 各手法の操作手順 189

1-18 ● 一元配置分散分析の手順（例題6-1）

手順 1 データの入力

次のようにデータを入力します。

手順 2 分散分析の実行

メニューから [分析] > [二変量の関係] を選択します。

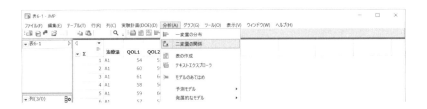

［二変量の関係］ウィンドウが現れるので、

　　　　　　　　［Y.目的変数］→「QOL1」「QOL2」

　　　　　　　　［X.説明変数］→「治療法」

と設定して、［OK］をクリックします。

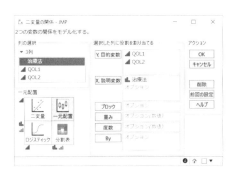

手順 3　分析オプションの選択

はじめに、［治療法によるQOL1の一元配置分析］の赤い三角ボタン（▼）をクリックし、［平均/ANOVA］を選択すると、分散分析の結果が表示されます。

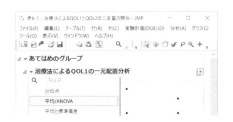

同様に、［治療法によるQOL2の一元配置分析］の赤い三角ボタン（▼）をクリックし、［平均/ANOVA］を選択します。

1-19 ● 散布図作成の手順（例題 6-1）

手順 1 散布図の作成

メニューから [分析] > [二変量の関係] を選択します。

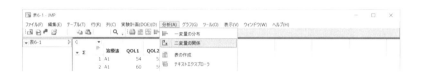

[二変量の関係] ウィンドウが現れるので、

[Y.目的変数] → 「 QOL2 」
[X.説明変数] → 「 QOL1 」

と設定して、[OK] をクリックします。

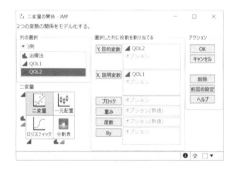

手順 2 凡例の設定

［QOL1とQOL2の二変量の関係］レポートが出力されるので、散布図に凡例の設定を行います。

散布図内を右クリックし、［行］＞［行の凡例］を選択します。

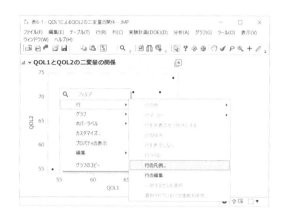

［列の値によるマーカー分け］ウィンドウが現れるので、

　　　　　　　　　［列］　　　→「治療法」
　　　　　　　　　［マーカー］→［標準］

と設定して、［OK］をクリックすると、マーカーが治療法の種類で色分けされます。

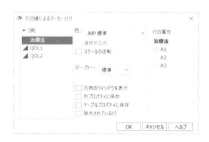

§1　各手法の操作手順　193

1-20 ◉ 多変量分散分析の手順（例題 6-1）

手順 ① 多変量分散分析の実行

メニューから [分析] > [モデルのあてはめ] を選択します。

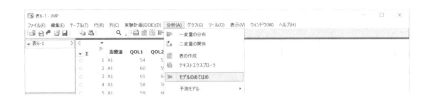

[モデルのあてはめ] ウィンドウが現れるので、

    [Y] →「 QOL1 」「 QOL2 」
    [追加] →「 治療法 」
    [手法] → [MANOVA]

と設定して、[実行] をクリックします。

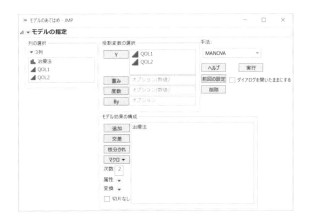

手順 2　分析オプションの選択

［MANOVAのあてはめ］レポートが出力されるので、［応答の選択］をクリックし、［単位行列］を選択します。

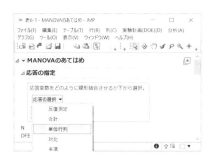

［実行］をクリックすると、多変量分散分析の結果が出力されます。

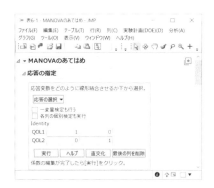

1-21 ◉ 主成分分析の手順（例題 7-1）

手順 1 データの入力

次のようにデータを入力します。

手順 2 ラベルの設定

メニューから [行] > [行の選択] > [すべての行を選択] を選択します。

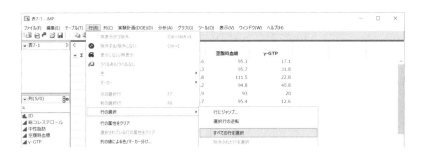

メニューから [行] ＞ [ラベルあり / ラベルなし] を選択します。

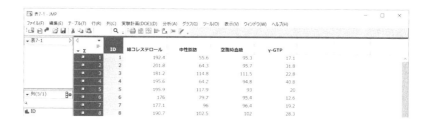

データセットの「ID」の列をクリックします。

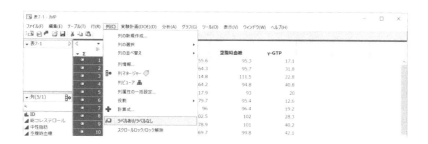

メニューから [列] ＞ [ラベルあり / ラベルなし] を選択します。

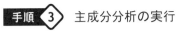 主成分分析の実行

メニューから [分析] > [多変量] > [主成分分析] を選択します。

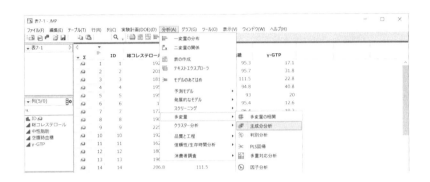

[主成分分析] ウィンドウが現れるので、

[Y. 列] →「 総コレステロール 」「 中性脂肪 」

「 空腹時血糖 」「 γ-GPT 」

と設定して、[OK] をクリックします。

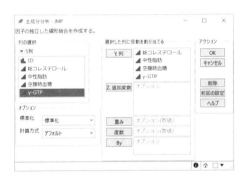

手順 4 分析オプションの選択

[主成分分析：相関係数行列から] の赤い三角ボタン（▼）をクリックし、[固有値][固有ベクトル][負荷量行列] を選択すると、固有値、固有ベクトル、因子負荷量が表示されます。

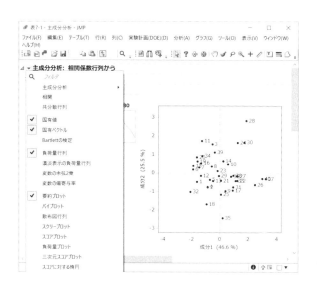

§1 各手法の操作手順　199

手順 5　グラフの表示設定

［主成分分析：相関係数行列から］の赤い三角ボタン（▼）をクリックし、［表示オプション］＞［矢印線］の選択を解除すると、因子負荷量プロットの赤い矢印が非表示になります。

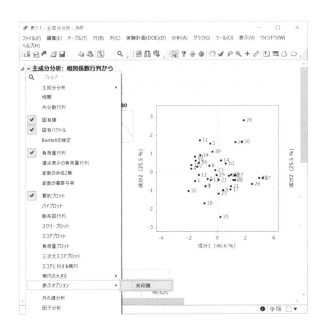

§2 グラフビルダー

2-1 ◉ グラフビルダーの使い方

グラフビルダーは、対話型の形式でデータを探索するときに便利な機能です。

グラフビルダーを使うには、グラフにしたいデータが含まれているデータテーブルを開き、メニューから

[グラフ] > [グラフビルダー]

を選択します。次のようなグラフビルダーの画面が現れます。

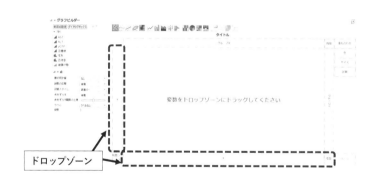

グラフ化したいデータの変数をドロップゾーンにドラッグすることでグラフを作成することができます。

2-2 ◉ グラフビルダーの例

ドロップゾーンの［Y］にASTを投入します。次のようなドットプロットが作成されます。

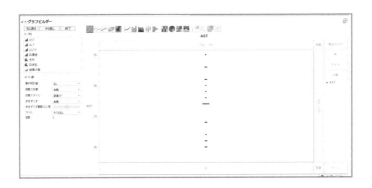

続いて、ドロップゾーンの［X］に性別を投入します。次のような男女で層別したドットプロットに変わります。

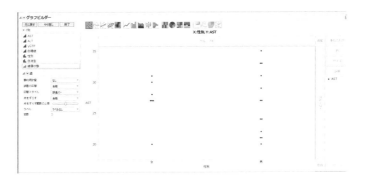

グラフの種類を等高線に変えると、バイオリンプロットに変わります。

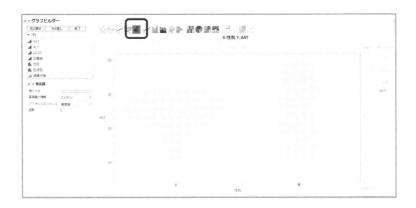

ドロップゾーンの［Y］にあるASTをはずして、血液型を投入し、グラフの種類をモザイク図に変えると、性別と血液型のモザイク図に変わります。

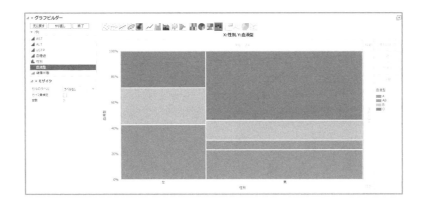

付録

付録1　ポアソン回帰分析
付録2　ロジスティック回帰における完全分離
付録3　ロジスティック回帰におけるカテゴリ併合
付録4　共分散分析と要因の調整

付録1 ポアソン回帰分析

■数値例

次のデータ表は腎機能に疾患を持つ成人40人の1日当たりの就寝後の排尿回数を調べたものです。付随して年齢と性別も調べています。

付表1　データ表

ID	回数	年齢	性別	ID	回数	年齢	性別
1	2	67	男	21	1	63	女
2	2	68	男	22	0	58	女
3	5	73	男	23	0	63	女
4	1	64	男	24	0	58	女
5	3	72	男	25	1	61	女
6	0	56	男	26	4	68	男
7	0	63	女	27	3	71	女
8	1	65	男	28	0	60	男
9	3	71	男	29	4	71	女
10	1	65	女	30	1	63	女
11	1	63	女	31	1	63	男
12	2	65	男	32	1	67	男
13	1	62	男	33	1	66	男
14	3	66	男	34	1	60	男
15	0	61	女	35	1	61	男
16	1	61	女	36	1	60	男
17	2	65	男	37	3	72	男
18	2	69	男	38	2	71	男
19	0	58	女	39	4	71	男
20	2	64	男	40	1	62	女

「排尿回数」を目的変数、「年齢」と「性」を説明変数とする回帰分析を行うことを考えていきましょう。

■一変量の分布

目的変数である「排尿回数」の分布を確認しておきましょう。

グラフの作成には［グラフギャラリー］の棒グラフを用いることにします。

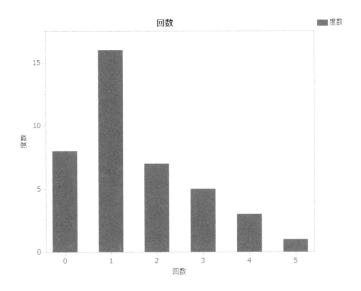

正規分布かどうかを［一変量の分布］で確認します。

Shapiro-Wilk 検定と Anderson-Darling 検定のどちらの検定においても、P 値が 0.05 よりも小さく、正規分布とは見なせないとなっています。

　排尿回数を示すデータですので、0 の次は 1、1 の次は 1 というように連続量ではなく、飛び飛びの値を取ります。そこで、離散分布の当てはめ、特にポアソン分布かどうかの当てはめを行ってみます。

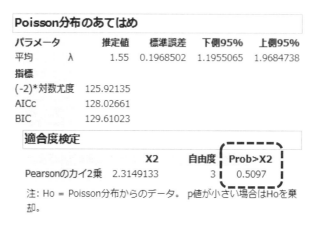

　ポアソン（Poisson）分布かどうかの適合度検定では有意ではありません。そこで、ポアソン回帰を使って解析することにします。

■二変量の解析

(1) 目的変数である「 回数 」と、説明変数である「 年齢 」の関係を確認しておきましょう。右のような散布図になります。

　　右上がりで正の相関関係にあることがわかります。

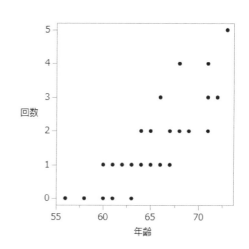

目的変数が正規分布ではないので、通常のPearsonの相関係数ではなく、順位相関係数を用いて、関係の強さを把握することにします。

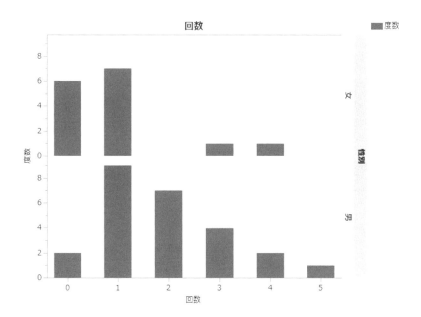

(2) 目的変数である「回数」と、説明変数である「性」の関係を確認しておきましょう。次のような層別グラフになります。

回数に性による差があるかどうかを、ノンパラメトリック検定しておくことにしておきましょう。回数の分布が正規分布でないので、Wilcoxon 検定を用いることにします。結果はP 値 = 0.0035 < 0.05 で有意となっています。

Wilcoxon/Kruskal-Wallisの検定(順位和)

水準	度数	スコア和	スコアの期待値	スコア平均	(平均-平均0)/標準偏差0
女	15	214.500	307.500	14.3000	-2.693
男	25	605.500	512.500	24.2200	2.693

Wilcoxon 2標本検定 （正規近似）

S	Z	p値(Prob>Z)	p値(Prob>|Z|)
214.5	-2.69300	0.0035*	0.0071*

■ポアソン回帰と一般化線形モデル
　ポアソン分布は目的変数がポアソン分布に従うカウント（計数値）データのときに利用されます。ポアソン分布は一般化線形モデルに位置付けられます。ここで、一般化線形モデルと、似た用語である一般線形モデルの違いを説明しておきましょう。

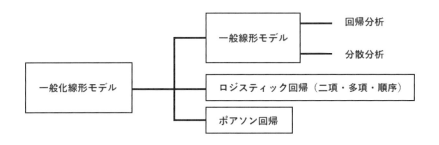

ということになります。なお、JMP では、回帰分析、分散分析、ロジスティック回帰（二項、多項、順序）は [分布のあてはめ] で実施することができます。ポアソン回帰も同様に [分布のあてはめ] で実施することができますが、ポアソン回帰を実施するには、[分布のあてはめ] で [一般化線形モデル] を選んでからポアソン回帰を選ぶことになります。

■ポアソン回帰の結果

次のような結果が得られます。

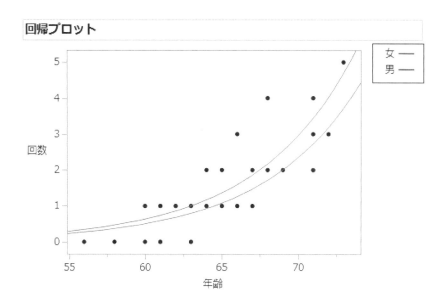

効果の検定

要因	自由度	尤度比カイ2乗	p値(Prob>ChiSq)
年齢	1	25.084646	<.0001*
性別	1	0.5598602	0.4543

パラメータ推定値

項	推定値	標準誤差	尤度比カイ2乗	p値(Prob>ChiSq)	下側信頼限界	上側信頼限界
切片	-9.848003	2.1499723	23.45834	<.0001*	-14.19348	-5.7413
年齢	0.154458	0.031996	25.084646	<.0001*	0.0928463	0.2186136
性別[女]	-0.11672	0.1588043	0.5598602	0.4543	-0.445523	0.1813059

　年齢の回帰係数が有意で、符号は＋となっています。これは年齢が上がると、回数は増えることを意味しています。また、性別［女］の符号は－となっています。これは、女性は男性に比べて、回数が少ないことを意味しています。ただし、性別は有意ではありません。
　この回帰式で回数を予測した結果は次のように得られます。［列の保存］から［予測値］を選ぶと、データシートに予測値が出力されます。

	ID	回数	年齢	性別	予測値回数
1	1	2	67	男	1.8541019706
2	2	2	68	男	2.1637837758
3	3	5	73	男	4.6839805506
4	4	1	64	男	1.1665218601
5	5	3	72	男	4.0136069355
6	6	0	56	男	0.3390399887
7	7	0	63	女	0.7914639424
8	8	1	65	男	1.3613604403
9	9	3	71	男	3.439177524
10	10	1	65	女	1.0779326413
11	11	1	63	女	0.7914639424

ここで、実際の回数と予測値との散布図および相関係数を求めます。

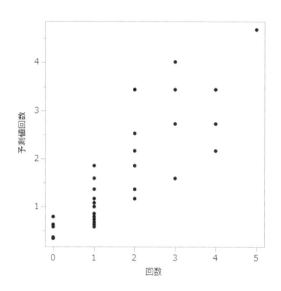

相関係数は 0.851337 となっており、2 乗すると 0.724774 となります。

さて、ポアソン回帰を使わずに、通常の回帰分析を使うと、どのような結果が得られるかを見ていきましょう。

■重回帰分析の結果

次のような結果が得られます。

あてはめの要約

R2乗	0.736866
自由度調整R2乗	0.722643
誤差の標準偏差(RMSE)	0.68459
Yの平均	1.55
オブザベーション(または重みの合計)	40

分散分析

要因	自由度	平方和	平均平方	F値
モデル	2	48.559474	24.2797	51.8064
誤差	37	17.340526	0.4687	p値(Prob>F)
全体(修正済み)	39	65.900000		<.0001*

パラメータ推定値

項	推定値	標準誤差	t値	p値(Prob>|t|)
切片	-13.80651	1.664461	-8.29	<.0001*
年齢	0.236957	0.025833	9.17	<.0001*
性別[女]	-0.12526	0.118776	-1.05	0.2985

通常の回帰分析でも、年齢の回帰係数が有意で、符号は＋となっています。これは年齢が上がると、回数は増えることを意味しています。また、性別［女］の符号は－となっています。やはり、性別は有意ではありません。

■ポアソン分布における留意点

ポアソン分布は平均値と分散の値が理論的には同じになります。しかし、実際のデータでは同じ値になるとは限らず、0というデータが多いときなど、平均値と分散の値が大きく異なることがあります。このようなときにはポアソン回帰は良い結果を与えません。このようなときには負の二項分布による解析を使います。

■一般化線形モデルのJMPの手順

　メニューから [モデルのあてはめ] を選び、ダイアログボックスにおける [手法] のところで「 一般化線形モデル 」を選びます。

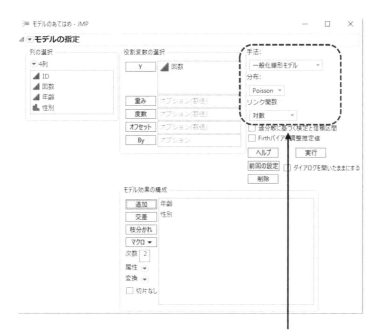

[分布] を「 Poisson（ポアソン）」
[リンク関数] を「 対数 」
に設定する

付録1　ポアソン回帰分析　215

付録2 ロジスティック回帰における完全分離

■数値例

次のデータ表は血色素量（g/dL）と、息切れを感じることがあるかどうかを20人に調べたものです。

付表2　データ表

ID	血色素量	息切れ
1	7.5	あり
2	8.3	あり
3	8.5	あり
4	8.9	あり
5	9.6	あり
6	9.4	あり
7	9.8	あり
8	10.2	あり
9	10.4	あり
10	12.4	あり
11	11.1	なし
12	12.7	なし
13	13.1	なし
14	13.5	なし
15	14.1	なし
16	14.5	なし
17	15.4	なし
18	15.6	なし
19	16.2	なし
20	16.4	なし

このデータをグラフ化すると、次のようになります。

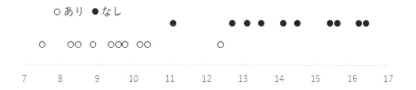

このデータに対して、「息切れ」を目的変数、「血色素量」を説明変数とするロジスティック回帰を適用して見ましょう。

■ロジスティック回帰の結果

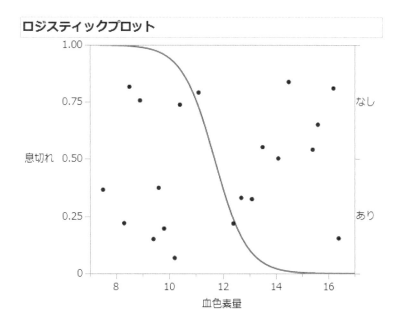

モデル全体の検定				
モデル	(-1)*対数尤度	自由度	カイ2乗	p値(Prob>ChiSq)
差	10.467598	1	20.9352	<.0001*
完全	3.395345			
縮小	13.862944			

R2乗(U)	0.7551
AICc	11.4966
BIC	12.7822
オブザベーション(または重みの合計)	20

パラメータ推定値				
項	推定値	標準誤差	カイ2乗	p値(Prob>ChiSq)
切片	19.3215985	8.8619578	4.75	0.0292*
血色素量	-1.6519941	0.7556543	4.78	0.0288*

推定値は次の対数オッズに対するものです: あり/なし

R2乗の値は 0.7551 となっています。そして、血色素量は有意です。息切れが発生する確率を p とすると、次のような回帰式が得られています。

$$\text{Logit}(p) = 19.3215 - 1.6519 \times 血色素量$$

この式をもとに、息切れがするかどうかの境界値を「逆推定」の機能から求めると、次のような結果が得られます。

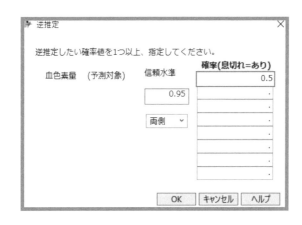

218 付録

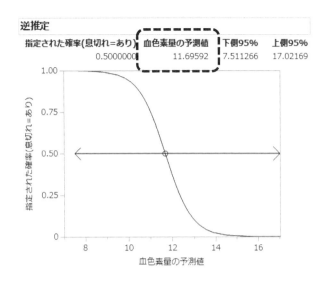

息切れがするかどうかの血色素量の境界値は 11.6959 と得られます。

最初のドットプロットに書き入れると、境界値の位置がわかります。

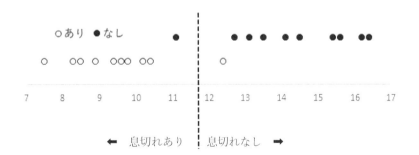

このときの予測精度は次のようになっています。

実測値 息切れ	予測値 あり	予測値 なし
あり	9	1
なし	1	9

実測値 息切れ	予測値 あり	予測値 なし
あり	0.900	0.100
なし	0.100	0.900

付録 2　ロジスティック回帰における完全分離　219

■完全分離の例

さて、データを次のように変えて見ます。

付表3　データ表

ID	血色素量	息切れ
1	7.5	あり
2	8.3	あり
3	8.5	あり
4	8.9	あり
5	9.6	あり
6	9.4	あり
7	9.8	あり
8	10.2	あり
9	10.4	あり
10	11.1	あり
11	12.4	なし
12	12.7	なし
13	13.1	なし
14	13.5	なし
15	14.1	なし
16	14.5	なし
17	15.4	なし
18	15.6	なし
19	16.2	なし
20	16.4	なし

このデータをグラフ化すると、次のようになります。

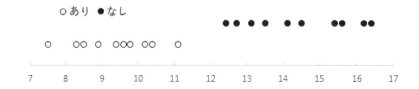

「あり」と「なし」の血色素に重なりがなく、完全に分離していることがわかります。このようなデータにロジスティック回帰を適用してみましょう。

■ロジスティック回帰の結果

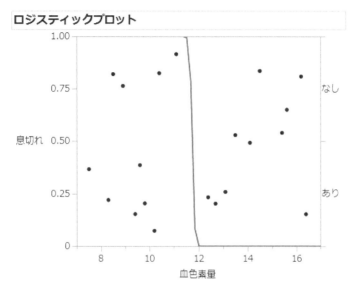

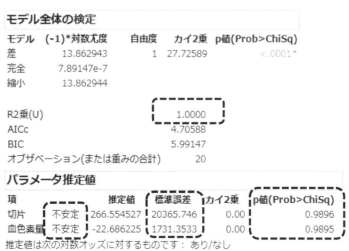

R2乗の値は1、すなわち、100%です。それにもかかわらず血色素量のP値は0.9895となっていて、有意ではないという不可解な結果になっています。また、「不安定」という表示も見られます。標準誤差の値を見ると、推定値よりもはるかに大きな値となっています。完全分離にあるデータのロジスティック回帰を適用すると、このような不可解な結果が得られます。

　予測精度を示す混同行列は次のようになっています。

実測値 息切れ	予測値 あり	度数 なし
あり	10	0
なし	0	10

実測値 息切れ	予測値 あり	割合 なし
あり	1.000	0.000
なし	0.000	1.000

　100%正しく予測できています。完全に分離されているときには、このような混同行列になります。

　さて、不安定な式ながらも、先ほどと同様に逆推定を使って、息切れの「あり」と「なし」を分ける境界値を求めてみます。

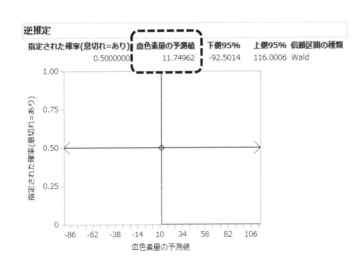

息切れがするかどうかの
血色素量の境界値は
11.74962
と得られます。

222　付録

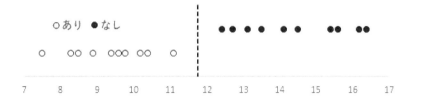

グラフから、11.74962 という境界値は妥当な数値であるといえます。

以上のことから、完全分離状態にあるデータにロジスティック回帰を適用すると、不安定で解釈が不可解な回帰式が得られてしまうということに注意してください。重回帰分析における多重共線生と似た結果になります。ロジスティック回帰においても、多重共線性は起こりますので、完全分離によるものか、多重共線性によるものかを見分ける必要があります。

このような問題を解決するための一つの方法として、Firth法というものがあります。JMPでは [モデルの当てはめ] において、手法として「 一般化線形モデル 」を選ぶことで可能ですので、以下に紹介しましょう。

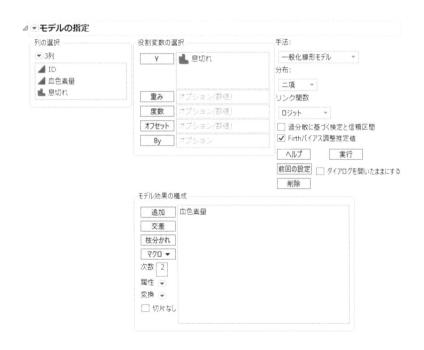

［分布］は「二項」を選びます。

［リンク関数］は「ロジット」を選びます。

［Firth バイアス調整推定値］にチェックを入れます。

次のような結果が得られます。

パラメータ推定値						
項	推定値	標準誤差	尤度比カイ2乗	p値(Prob>ChiSq)	下側信頼限界	上側信頼限界
切片	19.061667	8.684705	24.326822	<.0001*	6.9033701	59.395042
血色素量	-1.632214	0.7423334	25.177416	<.0001*	-5.025165	-0.590922

息切れが発生する確率をpとすると、次のような回帰式が得られています。

$$\text{Logit}(p) = 19.061667 - 1.632214 \times 血色素量$$

「不安定」と表示された先の回帰式と比べてみましょう。先の回帰式は次のように得られていました。

$$\text{Logit}(p) = 266.554527 - 22.686225 \times 血色素量$$

全く異なります。Firth 法で用いた結果には「不安定」の表示はなく、標準誤差の値も大きな値にはなっていません。また、血色素の P 値は 0.05 未満で、有意となっています。

さて、Firth 法で求められた回帰式で、息切れ「あり」と「なし」の境界値を求めると、次のようになります。

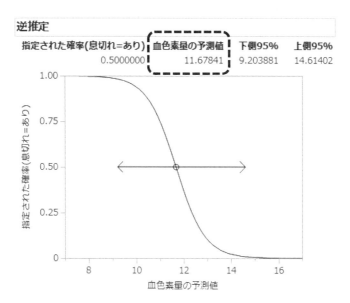

付録2 ロジスティック回帰における完全分離 225

付録3 ロジスティック回帰におけるカテゴリ併合

　第3章の3-2節で順序ロジスティック回帰分析を紹介しました。ここでの例題は【例題3.5】で、糖尿病の重症度を3つのカテゴリに分けて、そのカテゴリを予測することを目的とした解析でした。この3つのカテゴリは、重症度を3段階に分けた順序尺度のデータですので、順序ロジスティック回帰を適用しました。

　さて、ここでは同じデータを違う方法で解析してみます。まずは3段階あったカテゴリを2段階に変更します。通常のロジスティック回帰（二項ロジスティック回帰）を適用します。

■カテゴリの併合

　カテゴリの併合方法は次の2つが考えられます。

（併合方法1）
　　重症度1と2を併合して、群A12とし、
　　重症度3はそのままとして、群A3とする

（併合方法2）
　　重症度1はそのままとして、群A1とし、
　　重症度2と3を合併して、群23とする。

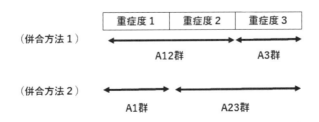

■（重症度 1 または 2）と（重症度 3）のロジスティック回帰

モデル全体の検定

モデル	(-1)*対数尤度	自由度	カイ2乗	p値(Prob>ChiSq)
差	8.222531	7	16.44506	0.0213*
完全	29.968319			
縮小	38.190850			

R2乗(U)	0.2153
AICc	78.7602
BIC	92.6914
オブザベーション(または重みの合計)	60

パラメータ推定値

項	推定値	標準誤差	カイ2乗	p値(Prob>ChiSq)
切片	-7.0816454	2.7401367	6.68	0.0098*
性別[女]	0.44416329	0.3652073	1.48	0.2239
年齢	0.04391236	0.0268791	2.67	0.1023
BMI	0.05440827	0.0659051	0.68	0.4091
拡張期血圧	0.01940464	0.0346419	0.31	0.5754
皮下脂肪	0.00465787	0.0188209	0.06	0.8045
インスリン	0.00439055	0.0025967	2.86	0.0909
DM血統要因	2.21600771	1.2492104	3.15	0.0761

推定値は次の対数オッズに対するものです：A3/A12

どの説明変数も有意になっておりません。

次にステップワイズ法を使って変数数選択を行ってみます。

<ステップワイズ法による変数選択の結果>

P値の閾値を0.2で変数選択すると、「年齢」、「BMI」、「インスリン」、「DM系統要因」が選択されます。

ロック	追加	パラメータ	推定値	自由度	Wald/スコアカイ2乗	"p値"
✓	✓	切片[A3]	-5.9012151	1	0	1
		性別{女-男}	0	1	1.543345	0.21412
	✓	年齢	0.04776015	1	3.936823	0.04724
	✓	BMI	0.07228647	1	1.684688	0.1943
		拡張期血圧	0	1	0.182455	0.66927
		皮下脂肪	0	1	0.122243	0.72661
	✓	インスリン	0.00413414	1	2.821394	0.09302
	✓	DM血統要因	1.5035455	1	2.10278	0.14703

■（重症度1）と（重症度2または3）のロジスティック回帰

モデル全体の検定

モデル	(-1)*対数尤度	自由度	カイ2乗	p値(Prob>ChiSq)
差	9.184295	7	18.36859	0.0104*
完全	29.006555			
縮小	38.190850			

R2乗(U)	0.2405
AICc	76.8366
BIC	90.7679
オブザベーション(または重みの合計)	60

パラメータ推定値

項	推定値	標準誤差	カイ2乗	p値(Prob>ChiSq)
切片	-4.7660179	2.4583089	3.76	0.0525
性別[女]	0.38032551	0.3531598	1.16	0.2815
年齢	0.01629307	0.0258151	0.40	0.5279
BMI	0.05062342	0.0621307	0.66	0.4152
拡張期血圧	0.03399408	0.0328462	1.07	0.3007
皮下脂肪	-0.0304612	0.0193083	2.49	0.1147
インスリン	0.01693112	0.0078806	4.62	0.0317*
DM血統要因	1.93864945	1.446374	1.80	0.1801

推定値は次の対数オッズに対するものです：A23/A1

インスリンだけが有意です。

<ステップワイズ法による変数選択の結果>

現在の推定値

ロック	追加	パラメータ	推定値	自由度	Wald/スコアカイ2乗	"p値"
✓	✓	切片[A23]	-3.5322435	1	0	1
		性別{女-男}	0	1	0.288839	0.59097
		年齢	0	1	1.028141	0.3106
		BMI	0	1	0.301553	0.58291
	✓	拡張期血圧	0.05048963	1	3.143916	0.07621
		皮下脂肪	0	1	1.158262	0.28183
	✓	インスリン	0.01426418	1	4.986779	0.02554
		DM血統要因	0	1	1.014078	0.31393

P値の閾値を0.2で変数選択すると、「拡張期血圧」と「インスリン」が選択されます。

さて、この例では2つのロジスティック回帰を実施したことになりますが、回帰係数を比較して、大きく異なるところ、特に符号が異なるところは注意が必要です。

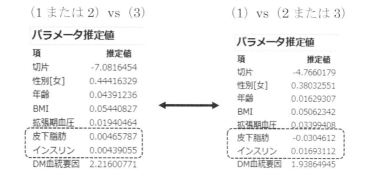

ここまで紹介したように、カテゴリを合併して、2群化してからロジスティック回帰を実施する方法もあるということを覚えておいてください。

付録3 ロジスティック回帰におけるカテゴリ併合 229

付録4 共分散分析と要因の調整

■数値例

次のデータ表は2つの治療法AとBを、治療効果を比較するために調べたもので、治療効果はある腫瘍マーカー値です。Aで10人、Bで10人を調査しています。

データ表

ID	治療法	マーカー値	ID	治療法	マーカー値
1	A	149.5	11	B	147.6
2	A	137.1	12	B	154.6
3	A	135.5	13	B	138.4
4	A	134.6	14	B	136.9
5	A	140.1	15	B	145.8
6	A	137.8	16	B	150.5
7	A	152.3	17	B	159.1
8	A	141.3	18	B	139.6
9	A	147.3	19	B	145.8
10	A	133.6	20	B	150.7

AとBのマーカー値に差があるかどうかを調べてみます。ここでは2つの平均値の差の検定であるt検定を適用します。

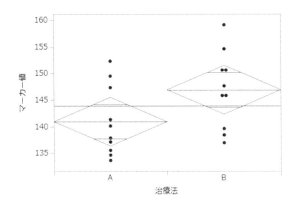

<t検定の結果>

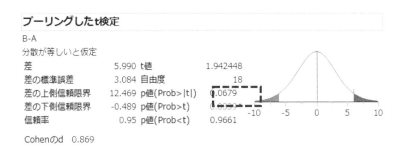

P値 = 0.0679 > 0.05 で有意でない。すなわち、治療法AとBには腫瘍マーカー値に差があるとはいえないという結論が得られます。

さて、このt検定を、治療法を説明変数、マーカー値を目的変数とする回帰分析の形式で解析してみます。すると、次のような結果が得られます。

<回帰分析の結果>

項	推定値	標準誤差	t値	p値(Prob>|t|)
切片	143.905	1.541868	93.33	<.0001*
治療法[A]	-2.995	1.541868	-1.94	0.0679

P値 = 0.0679 で t 検定の結果と一致していることがわかります。これは平均値の差の検定を回帰分析で解析することができるということを意味しています。

さて、治療法 A と B を比較する 10 人は、どちらの治療法を受けているかということ以外は同じでなければ、正確に A と B を比較していることにはなりません。たとえば、A には年齢の低い人が集まり、B には年齢が高い人が集まっていると、A の治療法が良いのか、若いから体力あり、効果で出ているのかわかりません。このような状況を治療法と年齢が交絡しているという言い方をします。そこで、年齢の影響を除去して、治療法の違いを検証する方法が必要になります。

年齢の影響を除去するための解析方法として、共分散分析と呼ばれる方法があります。いま、次のように年齢の情報を追加したデータがあるとしましょう。

データ表 (2)

ID	治療法	年齢	マーカー値
1	A	66	149.5
2	A	64	137.1
3	A	55	135.5
4	A	53	134.6
5	A	60	140.1
6	A	61	137.8
7	A	72	152.3
8	A	61	141.3
9	A	68	147.3
10	A	51	133.6
11	B	59	147.6
12	B	68	154.6
13	B	54	138.4
14	B	46	136.9
15	B	56	145.8
16	B	60	150.5
17	B	73	159.1
18	B	55	139.6
19	B	62	145.8
20	B	60	150.7

先に治療法を説明変数とする回帰分析を紹介しましたが、今度は、治療法と年齢を説明変数とする回帰分析を実施するのです。

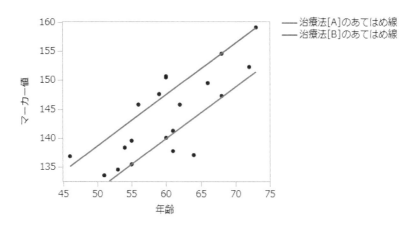

＜回帰分析の結果＞

項	推定値	標準誤差	t値	p値(Prob>|t|)
切片	90.53846	5.758131	15.72	<.0001*
治療法[A]	-3.792839	0.647209	-5.86	<.0001*
年齢	0.8864874	0.095055	9.33	<.0001*

治療法のP値は＜0.0001となっており、有意である。得られた回帰式は次のようになります。

$$
\begin{aligned}
マーカー値 =\ & 90.53846 \\
& - 3.792839 \times 治療法[A] \quad ※Aのとき1,\ Bのとき-1 \\
& + 0.886487 \times 年齢
\end{aligned}
$$

この回帰式を、治療法と年齢を使って、マーカー値を予測するための計算式として使うことができます。

一方、治療法の効果を年齢の影響を取り除いて求めていることにもなるのです。年齢が同

じであれば、治療法AとBではマーカー値に3.792ほど差が生じることを示しています。治療法という質的因子と、年齢という量的因子による回帰分析を共分散分析と呼んでいます。

■**マッチングによる調整**

共分散分析のほかにも年齢の影響を除去する方法がいくつかあります。その中の1つとして、マッチングという方法があります。この方法をご紹介します。

年齢の影響を除去したいので、年齢が同じAの人とBの人を見つけ出して、ペアにします。年齢が全く同じペアが見つからないときには、同じとする範囲を決めておき、その範囲内の差であれば、年齢は同じとみなすという方法を取ります。ここでは2歳までの違いは同じ年齢とみなすことにします。マッチングを実施すると、次のようなペアができます。

マッチングしたデータ表

ペア	ID	治療法	年齢	マーカー値
1	3	A	55	135.5
1	18	B	55	139.6
2	5	A	60	140.1
2	16	B	60	150.5
3	9	A	68	147.3
3	12	B	68	154.6
4	4	A	53	134.6
4	13	B	54	138.4
5	20	B	60	150.7
5	8	A	61	141.3
6	7	A	72	152.3
6	17	B	73	159.1
7	11	B	59	147.6
7	6	A	61	137.8
8	19	B	62	145.8
8	2	A	64	137.1

このデータ表の中に、IDが1、10、14、15の人が登場していません。この人たちのペアの相手が見つからなかったということです。この4人は今後の解析には使いません。そういう意味ではマッチングという手法は、データ数を減らしてしまう可能性があるというのが欠点です。

　さて、ペアできたら、この2人を同一人物とみなしてしまいます。それで年齢の影響を除去するのです。ペアになったデータができたならば、対応のあるt検定を使って、マーカー値の検定を行うことになります。

(注) 年齢だけでなく、他にも調整したい変数が複数あるときには、傾向スコアという方法を使います。

● 参考文献 ●

［1］丹後俊郎・山岡和枝・高木晴良「ロジスティック回帰分析」朝倉書店（1996）

［2］高橋善弥太「医者のためのロジスティック・Cox 回帰入門」日本医学館（1995）

［3］小林龍一「相関・回帰分析法入門（新訂版）」日科技連出版社（1982）

［4］久米均・飯塚悦功「回帰分析」岩波書店（1987）

［5］内田治・平野綾子「JMP によるデータ分析（第 3 版）」東京図書（2020）

［6］内田治・石野祐三子・平野綾子「JMP による医療系データ分析（第 3 版）」東京図書（2023）

［7］内田治・石野祐三子・平野綾子「JMP による医療・医薬系データ分析（第 2 版）」
東京図書（2021）

［8］Melvin L. Moeschberger・J.P. クライン（訳）・他「生存時間解析」
シュプリンガー・ジャパン株式会社（2009）

［9］中村剛「Cox 比例ハザードモデル（医学統計学シリーズ 3）」朝倉書店（2018）

［10］西川正子「カプラン・マイヤー法：生存時間解析の基本手法（統計学 One Point 12）」
共立出版（2019）

［11］J.EDWARD JACKSON "A USER'S GUIDE TO PRINCIPAL COMPONENTS"
John Wiley & Sons Ltd.（1991）

［12］Michel Jambu "Exploratory and Multivariate Data Analysis" Academic Press（1991）

［13］Sam Kash Kachigan "MULTIVARIATE STATISTICAL ANALYSIS" Radius Press（1991）

［14］Alvin C. Rencher, William F. Christensen "Methods of Multivariate Analysis（3rd）"
Wiley（2012）

［15］Joseph Hair, William Black, Rolph Anderson, Barry Babin "Multivariate Data Analysis"
Cengage Learning EMEA（2018）

［16］AbdelmonemAfif, SusanneMay, RobinDonatello "PracticalMultivariateAnalysis"
Chapman & Hall/CRC（2019）

［17］JosephHair, WilliamBlack, BarryBabin, Rolph Anderson "Multivariate Data Analysis：
Pearson New International Edition" Pearson Education Limited（2013）

［18］Theodore W. Anderson "An Introduction to Multivariate Statistical Analysis
（WileySeries in Probability and Statistics）" Wiley-Interscience（2003）

［19］Kim JH. Multicollinearity and misleading statistical results. Korean J Anesthesiol. 2019 Dec；72（6）：558-569. doi：10.4097/kja.19087. Epub 2019 Jul 15.

［20］山田ら、ロジスティック回帰分析を用いた脂肪肝発症確率および多重リスク症候群の減量効果　糖尿病 50（1）：9-15, 2007.

索引

―●数字・欧字

1変量分散分析	118
95%信頼区間	55, 83, 86
AID（Auto Interaction Detection）	90
Anderson-Darling 検定	31, 208
CART（Classification and Regression Trees）	91
CHAID（Chi-squared Automatic Interaction Detection）	90
Cox（コックス）の比例ハザードモデル	74
Cox 回帰分析	74
Excact 法	106
Firth 法	106, 223
Hotelling-Lawley	121
Kaplan-Meier（カプラン・マイヤー）法	74
Kaplan-Meier 曲線	79
Logit(p)	39
Logrank（ログランク）検定	74
Pillai のトレース	120
Roy の最大根	121
Shapiro-Wilk 検定	31, 208
VIF	30
Wald 検定	53
Wilks の λ	120

―●ア行

アウトカム	17
一変量の分布	207
一般化 Wilcoxon（ウィルコクソン）検定	74
一般化線形モデル	210
因子	18
因子分析	8
打ち切りデータ	75
応答変数	17

オッズ	39
オッズ比	54

●カ行

カイ2乗自動交互作用検出	90
回帰係数	29, 53, 63, 70
回帰式	29, 52, 62, 70
回帰の木	92, 97
回帰分析	7, 16
カテゴリカル変数	5
カテゴリデータ	4, 137
カラーマップ	12
間隔尺度	4
完全分離	106, 220
機械学習	9
基準変数	17
逆推定	218, 222
共変量	18
寄与率	28, 53, 62, 70
クラスター分析	8
グラフビルダー	201
クロス集計表	12
決定木	90, 103
決定木分析	90
交互作用項	105
交絡	18
交絡変数	18
コックス比例ハザードモデル解析	82
固有値	134
固有ベクトル	135
コレスポンデンス分析	8
混同行列	55, 65, 71, 222

●サ行

最小2乗法	17
残差と説明変数の散布図	32
散布図	12
散布図行列	12

質的変数	5
自動交互作用検出	90
重回帰分析	7, 16, 28
従属変数	6, 17
自由度調整済み R2 乗	28
主成分スコア	127, 130
主成分スコアプロット	136
主成分負荷プロット	136
主成分負荷量	135
主成分分析	8, 124
順序尺度	3
順序ロジスティック回帰	7, 41, 69, 226
信頼区間	31
数値変数	5, 90
数量データ	4
スコア検定	53
ステップワイズ法	33, 57
正規分位点プロット	31
正規分布	31
生存分析	74
生存率曲線	79
正の相関	116
切片	17
説明変数	6, 16
相関行列	12, 132
相関行列から出発する主成分分析	132
相関係数	12, 135
増減法	34
層別解析	88

──────●タ行

第 k 主成分	130
対応分析	8
多項ロジスティック回帰	7, 41
多次元尺度構成法	8
多重共線性	30
多重ロジスティック回帰	40
多変量解析法	6

多変量データ	2, 124
多変量のロジスティック回帰	40
多変量のロジスティック回帰分析	52
多変量分散分析（MANOVA）	112
ダミー変数	8, 17
単回帰分析	7, 16, 19
段階評定法	69
単変量のロジスティック回帰	40
定数項	17
データの標準化	131
独立変数	6, 17
ドットプロット	39, 202

──────●ナ行

二項ロジスティック	7
二項ロジスティック回帰	41
二変量の解析	208
ノード	93

──────●ハ行

葉	93
ハザード比	82
葉のレポート	99, 102, 109
判別分析	7
ヒストグラム	10, 12
被説明変数	17
標準偏差1	131
比例尺度	4
比例ハザードモデル	82
符号逆転	30
負の相関	121, 122
分岐の最小サイズ	98
分散拡大要因	30
分散共分散行列	132
分散共分散行列から出発する主成分分析	132
分類型手法	6, 8
分類尺度	3
分類と回帰の木	91

分類の木	90, 100
平方和	118
（偏）回帰係数	17
変数減少法	33
変数増加法	33
ポアソン（Poisson）分布	208
ポアソン回帰	210
ポアソン回帰分析	206

●マ行

名義尺度	3, 41
目的変数	6, 16, 88, 90, 103
モザイク図	11, 12
モデル	17
モデルのあてはめ	17

●ヤ行

有意水準	83
尤度比検定	53, 106
要因解析	9, 16, 35, 38
予測	16, 38
予測型手法	6
予測精度	55, 65, 71
予測値と残差の散布図	31
予測変数	17
予備的解析	10, 112

●ラ行

量的変数	5, 10
累積寄与率	134
連続尺度	4
ロジスティック回帰	7
ロジスティック回帰分析	38
ロジット変換	39

著者紹介

内田　治（うちだ　おさむ）

　統計コンサルタント
　東京情報大学、東京農業大学大学院、日本女子大学大学院　非常勤講師
　・著書『ビジュアル 品質管理の基本（第5版）』日本経済新聞出版社（2016）
　　　　『アンケート調査の計画と解析』日科技連出版社（2022）
　　　　『官能評価の計画と解析』日科技連出版社（2024）
　　　　『実習 R 言語による統計学』（共著）サイエンス社（2020）
　　　　『実習 R 言語による多変量解析』（共著）サイエンス社（2023）
　　　　『失敗しない改善の手順と手法』（共著）日本能率協会マネジメントセンター（2017）
　　　　『SPSS によるロジスティック回帰分析（第2版）』オーム社（2016）
　　　　『すぐわかる SPSS によるアンケートの調査・集計・解析（第6版）』東京図書（2019）
　　　　『Excel によるアンケート分析』東京図書（2020）
　　　　『JMP によるデータ分析（第3版）』（共著）東京図書（2020）
　　　　『JMP による医療・医薬系データ分析（第2版）』（共著）東京図書（2021）
　　　　『JMP による医療系データ分析（第3版）』（共著）東京図書（2023）
　　　　他
　・訳書『官能評価データの分散分析』（共訳）東京図書（2010）

嵜山陽二郎（さきやま　ようじろう）

　　株式会社メドインフォ代表　　https://statg.com/
　　医学博士
　・著書『医師・看護師のための統計学 ポイント & アドバイス 77』東京図書（2016）

執筆協力：平野綾子

JMP による医療系のための多変量データ分析

2024年11月25日　第1刷発行

著　者　内　田　　　治

　　　　嵜　山　陽　二　郎

発行所　東京図書株式会社

〒102-0072　東京都千代田区飯田橋 3-11-19
振替：00140-4-13803　電話：03(3288)9461
http://www.tokyo-tosho.co.jp/

ISBN 978-4-489-02352-1

© Osamu Uchida, Yojiro Sakiyama, 2024
Printed in Japan